Ulrike Dietmann

spiritbooks

Tierkommunikation mit Pferden

11 magische Türöffner

für eine Freundschaft auf Augenhöhe

Verlag: spiritbooks · www.spiritbooks.de · 70771 Leinfelden-Echterdingen
Lektorat: Susanne Feiner · www.feiner-schreiben.de
Satz & Layout: Gabi Schmid · www.buechermacherei.de
Covergestaltung: OOOGRAFIK · www.ooografik.de
Illustrationen/Grafiken: #237772644; #220702047; #240219717; #309009392; #289057310; #289154785; | AdobeStock

Druck und Vertrieb: tredition GmbH, Halenreie 40–44, 22359 Hamburg · www.tredition.de

978-3-946435-95-2 (Paperback)
978-3-946435-96-9 (Hardcover)

Die im Buch erzählten Geschichten basieren auf realen Erlebnissen. Die Namen der Personen und Pferde und einige andere Kennzeichen wurden jedoch zum Schutz der Persönlichkeit verändert.

Inhaltsverzeichnis

Kapitel 1

Mit dem Herzen hören.

Die Sprache der Pferde lernen.

In diesem Buch möchte ich dir zeigen, wie du die Stimme der Pferde hören kannst.

Kann man das wirklich? Kann man mit Pferden sprechen? Ja, das kann man. Aber es ist ganz anders, als die meisten Menschen es sich vorstellen. Es ist eine Sprache des Herzens, und ich möchte dir zeigen, wie du diese Sprache lernen kannst.

Wer bin ich? Ich unterrichte seit zehn Jahren, wie Menschen mit Pferden wahre Verbindung finden können, wie sie die Pferde wahrhaft wahrnehmen und sehen können, in all ihren Feinheiten.

Als Autorin habe ich sieben Bücher geschrieben über Pferde und Naturweisheit. Ich bilde Trainer*innen aus (inzwischen sind es über 50), die meine Arbeit weitergeben. Ich unterrichte in drei Sprachen in vielen Ländern der Welt, und seit sieben Jahren veranstalte ich jeden Sommer ein Festival, bei dem Pferdemenschen zusammenkommen, um zu einem neuen, achtsamen Umgang mit Pferden zu finden. Das ist mein großer Wunsch, meine Vision: dass wir Menschen – wir Pferdemenschen – das lernen. Wir können so viel Frieden und Liebe von den Pferden lernen. Unsere Welt kann dadurch besser werden.

In den letzten zwei Jahren durfte ich auch Wildpferden begegnen, in Sardinien und Jamaika, und noch mehr lernen über die

Feinheit, die Nuancen der Pferde. Was mich bei all dem leitet, ist die Stimme der Pferde. Ich habe gelernt, sie zu hören, und ich folge ihr.

In diesem Buch möchte ich dir zeigen, wie auch du die Stimme der Pferde hören kannst.

Zunächst möchte ich dir meine eigene Geschichte erzählen, dir erzählen, wie alles begann.

Vor 15 Jahren kam ein Pferd in mein Leben, eine arabische Vollblut-Stute. Ihr Name ist Tinnia. Sie war anders als jedes andere Pferd, das ich kannte. Ich hatte vor, auszureiten, wollte auch Distanzritte machen, wofür sich arabische Pferde besonders gut eignen. Aber ich habe schnell gemerkt, dass alle Trainingsmethoden bei diesem Pferd nicht funktioniert haben. Ich war ziemlich verzweifelt. Warum kam ich nicht klar mit diesem Pferd?

Hinzu kam, dass jedes Mal, wenn ich bei ihr im Stall war, ich plötzlich aus dem Nichts heraus anfing zu weinen. Ich konnte das nicht verstehen, denn mein Leben war gut. Es gab keinen Grund, traurig zu sein. Aber plötzlich kamen diese Tränen. Bis ich merkte, dass sie zu meinem Herzen sprach. Sie wollte nicht von mir trainiert werden. Sie war meine Lehrerin. Sie wollte mich etwas lehren über das Wesen der Pferde. Und immer, wenn ich mit dem Herzen zuhörte, war alles ganz einfach. Dann war das Reiten einfach, dann war die Bodenarbeit einfach. Dann klappte alles. Aber wenn mein Herz verschlossen war und ich versuchte, etwas zu bewirken, dann ging gar nichts, dann weigerte sie sich. Ich war frustriert.

Nach und nach verstand ich, dass dieses Pferd nicht zum Distanzreiten in mein Leben gekommen war. Sie lehrte mich, eine Stimme zu hören, die in Träumen zu mir kam, in Intuitionen.

Es waren Dinge, die mir vertraut waren. Aber trotzdem hatte ich das Gefühl, dass sie nicht aus mir kamen. Es schien etwas zu sein, was ich schon immer kannte, was ich besonders als Kind gekannt hatte. Eine Welt, nach der ich mich immer gesehnt hatte. Eine Welt, in der ich mich wahrhaft zu Hause fühlte. Wenn ich bei ihr war, hatte ich das Gefühl, ganz und gar ich zu sein. So wie ich wirklich war in meinem Wesen.

Ich habe dann versucht, mehr darüber herauszufinden, was da zwischen mir und Tinnia eigentlich passierte. So habe ich Linda Kohanov kennengelernt und bei ihr in den USA in Arizona eine Ausbildung gemacht (dazu erzähle ich später noch mehr). Anschließend habe ich diese Arbeit nach Deutschland gebracht und selbst begonnen, Menschen zu unterrichten, und ich habe viele Menschen getroffen, die genau danach gesucht haben: nach diesem Weg mit den Pferden. Ich habe gelernt, dass die Stimme der Pferde sehr fein ist. Dass man sehr genau hinschauen muss, dass es eine kleine Bewegung der Ohren ist, oder ein Schweifschlagen, oder ein Ausdruck in den Augen. Und dass der Ausdruck der Pferde oft unsichtbar ist. Dass ich die Pferde noch besser sehen kann, wenn ich sie mit dem Herzen sehe.

Aber wie kann man mit dem Herzen sehen? Hat das Herz eine eigene Sprache?

Ja.

Ich musste die Sprache des Herzens kennenlernen. Mir wurde bewusst, dass es eine Sprache ist, die ich nicht kannte, eine Sprache, die in unserer Kultur nicht unterrichtet wird, aber dass es diese Sprache gibt.

Sie ist wie Poesie, eine ganz eigene Welt. Und je besser ich mich in dieser Welt auskannte, desto besser konnte ich die Pferde verstehen, egal wo ich hinkam. Ich habe sehr viele Pferde getroffen, ich bin an viele Orte gereist. Ich konnte plötzlich ihr Wesen sehen. Ich konnte hören, was sie mir sagten und ich konnte ihre Welt immer besser kennenlernen. Es war eine seelenvolle Welt, eine Welt des Friedens, eine Welt, in der alles verbunden war. Eine Welt von großer Einfühlung.

Ich möchte dir dazu zwei Geschichten erzählen, damit du es besser verstehst.

Tanja war eine sehr empfindsame Frau, feinfühlig, einfühlsam, so wie die Pferde. Aber in der Menschenwelt kam sie nicht gut zurecht. Sie wurde an ihrem Arbeitsplatz gemobbt, sie wurde auch im Stall gemobbt, und sie wurde wegen ihrer Art belächelt. Eines Tages wurde ihr Pferd sehr krank. Es litt an einer Kolik. Der Tierarzt kam und sagte, dass eine Operation ihr Pferd vielleicht retten würde, aber Tanja konnte sich die teure Operation nicht leisten.

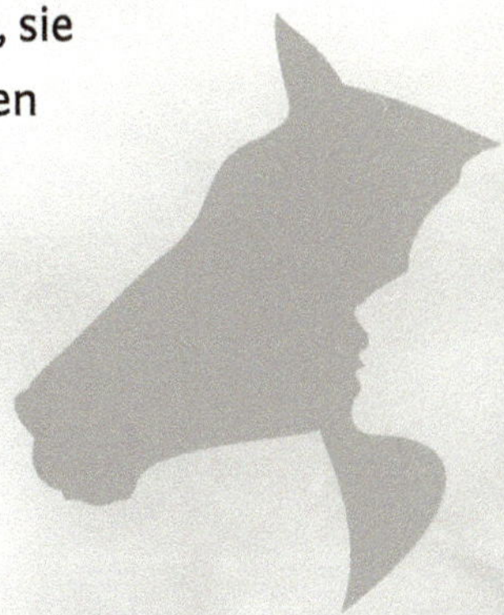

Tanja

»Von nun an höre ich auf die Stimme meines Herzens.

Sie war vollkommen verzweifelt. Es war Winter, es war kalt. Ihr Pferd lag da, auf dem Boden im Stall. Da legte sie sich neben ihr Pferd. Und in diesem einen Augenblick hörte sie die Stimme ihres Pferdes in ihrem Herzen und verstand, was es sagte: „Weißt du, all das, was du siehst und wahrnimmst, existiert. Und all die Menschen um dich herum, die sagen, dass du verrückt bist oder zu empfindlich, haben unrecht. Alles, was du wahrnimmst, ist richtig und wahr. Es macht mich so traurig, dich leiden zu sehen. Es macht mich krank. Ich kann dein Leiden nicht länger ertragen."

Und in diesem Moment gab Tanja sich ein Versprechen, sich und ihrem Pferd. Sie versprach, dass sie von jetzt an auf die Stimme ihres Herzens hören würde. Dass sie für sich einstehen würde, dass sie sich wehren würde, dass sie nicht länger dulden würde, dass sie gemobbt wurde und dass man sich über sie lustig machte.

Und ab da wurde ihr Pferd gesund. Jeden Tag ging es ihm besser. Tanja wusste, dass das Pferd die Krankheit erlitten hatte, um ihr etwas zu zeigen. Dass dies seine Stimme gewesen war und dass sie jetzt seine Stimme hören konnte. Und dass sie seiner Stimme vertrauen konnte. Dass seine Stimme ihr helfen würde, ihren Weg zu finden und für sich selbst einzustehen.

Platz für deine Gedanken

....

....

....

....

....

....

....

....

....

Monika war ein Mensch, der in die Herzen der anderen blicken und dort sehr viel Schmerz und Traurigkeit sehen konnte. Sie hatte so etwas wie einen Röntgenblick für andere Menschen. Und wenn sie all das sah, hatte sie das Bedürfnis, den Menschen ihre Hilfe anzubieten, ihnen zu sagen, was sie sah, was den Menschen selbst aber oft nicht bewusst war. Aber wenn sie das tat, wurde sie zurückgewiesen. Dann wurde ihr gesagt, dass sie unverschämt und aufdringlich sei, und dass sie sich täuschte. Monika verzweifelte daran, dass sie all das sehen konnte und dass die Menschen so blind waren und niemand auf sie hören wollte.

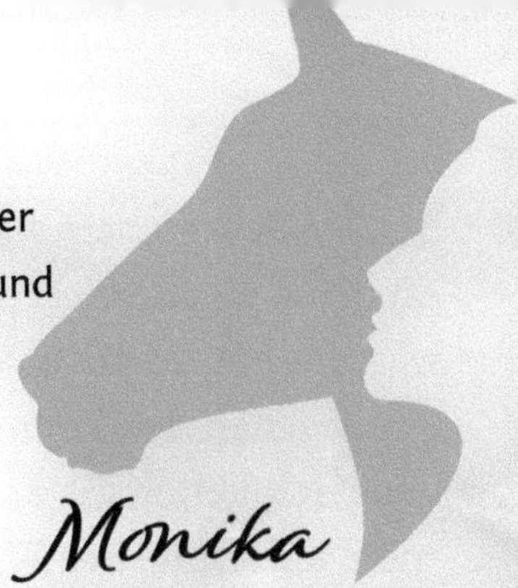

Monika

» Alles, was ich sehe, ist richtig.

Schließlich kam ein Pferd in ihr Leben. Und mit diesem Pferd zusammen lernte sie, dass all das, was sie sehen konnte, richtig war. Sie lernte, dass dieses Pferd auf sie antwortete und dass dieses Pferd ihr Wissen, ihre Weisheit und ihre Intuition nicht zurückwies, in Gegenteil. Dass das Pferd immer, wenn sie ihrer eigenen Intuition folgte, ihre Nähe suchte und sie bestätigte. Durch das Pferd konnte sie schließlich eine andere, sanftere Art lernen, auf Menschen zuzugehen und ihnen so helfen, sich selbst zu sehen, sich wahrzunehmen und ihren Weg zu finden.

Solche Geschichten habe ich viele erlebt. Und ich möchte, dass du deine eigene Geschichte findest, dass du selbst hören kannst, was die Pferde dir zu sagen haben. Dazu habe ich dieses Buch geschrieben. Ich kenne den Weg, ich kenne die Sprache des Herzens. Ich kenne die Schritte auf diesem Weg, ich kenne die Themen, ich kenne das Wissen, das es braucht, weil ich es schon an viele Menschen vermittelt habe und weil ich gesehen habe, wie Menschen es lernen. Denn es ist wirklich erlernbar.

Ich habe gesehen, wie sehr es das Leben der Menschen verwandelt und zu Glück, Gesundheit, Erfolg und positiven Beziehungen beiträgt. Das möchte ich dir vermitteln. Ich möchte, dass du jeden Tag die Stimme der Pferde hörst, damit sie sich verankert in deinem Herzen. Ich möchte dir zeigen, was Pferde uns sagen über Gefühle, über unsere Aufgabe hier auf der Erde. Auch über Pferdetraining, über die Ausbildung von Pferden. Oder über das Reiten. Und was die Pferde uns sagen über die Liebe, über die bedingungslose Liebe, in der wir erkannt werden und in unserem Wesen gesehen werden. Das ist mein großer Wunsch. Ich möchte dich einladen in diese Welt der Pferde. Ich möchte dich einladen, im Spirit der Pferde zu leben. Das ist mein großer Wunsch. Und dabei möchte ich dich begleiten.

Kapitel 2

Die Dinge kommen zu dir.

Werde empfänglich dafür.

In diesem zweiten Kapitel möchte ich dir eine weitere Fähigkeit mitgeben, die du brauchst, wenn du die Stimmen der Pferde wirklich hören willst. Das ist ein großes Thema, eines, mit dem wir vielleicht gar nicht rechnen, weil wir uns vorstellen, dass es hier um irgendeine Technik geht. Aber es ist die Grundvoraussetzung, wenn du die Stimme eines Pferdes hören möchtest und das ist nicht eine Stimme, die du mit deinem Ohr hörst, sondern mit deinem Herzen; darum ging es ja bereits im ersten Kapitel.

Du musst eine ganz bestimmte Haltung annehmen: die Haltung, dass es dir gegeben wird. Das ist etwas Ungewöhnliches für uns, weil wir in unserer Welt lernen, dass wir etwas tun müssen, wenn wir etwas bewirken oder ein bestimmtes Ergebnis erzielen wollen. In der Tierkommunikation ist es aber genau umgekehrt. Wir müssen aufhören, etwas zu tun. Wir müssen eine Haltung finden, in der die Dinge zu uns kommen. Und das braucht großes Vertrauen. Grundsätzlich haben wir nicht gelernt, dass wir darauf vertrauen können, dass etwas zu uns kommt.

Vielleicht hast du schon früher von Tierkommunikation gehört, von Menschen, die mit Tieren sprechen können. Und du hast gedacht, dazu braucht es ein besonderes Talent. Du glaubst vielleicht, das können nur ganz bestimmte Menschen. Aber das stimmt nicht. Jeder kann es lernen. Auch du.

Ich möchte dir erzählen, was mir selbst passiert ist. Als mein eigenes Pferd vor 15 Jahren zu mir kam, hat es mein Leben vollkommen auf dem Kopf gestellt. Und ich glaube, das geht jedem Pferdemenschen so, jedem, der zum ersten Mal ein eigenes Pferd hat. Da gibt es viele Probleme zu lösen, betreffend den Stall, die Haltung, das Futter. Was ist der richtige Sattel, das richtige Training? Reichen überhaupt die Zeit und das Geld?

Aber es gibt eine Veränderung, die noch größer ist, und hier beginnt das Geheimnisvolle der Tierkommunikation. Hier liegt der Schlüssel zu dem, was wir „Talent" nennen, zu dieser besonderen Haltung, die ich soeben schon angesprochen habe: nämlich die Haltung von „etwas Empfangen". Das Vertrauen darauf, dass dir etwas gegeben wird.

Ich hatte das Gefühl, dass mein Pferd auf einem besonderen Weg zu mir gekommen ist. Vielleicht hast du das selbst auch so erlebt. Es war nicht so, dass ich mir dieses Pferd ausgesucht habe wie ein neues Kleid, ein neues Paar Schuhe oder ein neues Sofa. Nein, das Gefühl war, dass das Pferd mich ausgesucht hat. Und derlei Geschichten erzählen mir ganz viele Pferdebesitzer*innen. Ganz oft ist es eine Geschichte von „Ich hatte das Gefühl, da kommt etwas in mein Leben. Es war etwas anderes, als ich erwartet habe. Aber als ich das Pferd gesehen habe, wusste ich genau: Das ist das Richtige. Und ich musste dieser Überzeugung einfach folgen. Ich konnte nicht anders".

Es ist oft keine aktive Entscheidung gewesen, keine aktive Auswahl, sondern ein Gefühl, als hätte dieses Pferd mich ausgesucht und als wäre ich dazu bestimmt, dass dieses Pferd in mein Leben kommt und mir ganz bestimmte Dinge zeigt, mich etwas lehrt. Das klingt irrational, und der Verstand wehrt sich dagegen. Ja, der Verstand kann damit nicht so gut umgehen. Aber der Verstand arbeitet normalerweise nach dem Prinzip: „Ich erschaffe etwas und dann habe ich ein Ergebnis." Für das Herz ist das etwas anderes. Das Herz fühlt, dass es eine Verbindung gibt. Und in der Verbindung, da suchst du etwas, aber etwas anderes sucht auch dich. Und das ist das Wesentliche. Das ist das, was für uns erst mal so schwer vorstellbar ist: dass ein Pferd uns sucht. Dass das Pferd uns etwas zeigen, etwas mitteilen möchte, dass das Pferd eine Verbindung zu uns sucht. Dass das Pferd mit uns sprechen möchte.

Wir gehen an die Tierkommunikation oft mit der Haltung heran: „Wie kann ich mit dem Pferd sprechen? Wie kann ich ihm Fragen stellen? Wie kann ich Antworten hören?" Aber diese Haltung geht immer von mir aus. Von dem, was ich kann, von dem, was ich will, von dem, was ich erwarte. Und so funktioniert es gerade nicht. Stell dir bitte vor, dass das Pferd dir etwas sagen möchte. Und dass das, was das Pferd dir sagen möchte, etwas anderes ist als das, was du erwartest.

Was möchte ich dir damit sagen? Die Stimme der Pferde ist etwas, das du nicht mit Absicht oder Anstrengung herholen kannst. Und genau daher kommt der Glaube, dass du es nicht kannst und dass nur ausgewählte Menschen es können. Aber auch diese „ausgewählten" Menschen sind Menschen, die gelernt haben, ihre Absichten und ihre Erwartungen loszulassen und ganz frei zu sein. Ganz absichtslos, ganz erwartungslos zu sein, und darauf zu warten, was zu ihnen kommt. Darauf zu vertrauen, dass etwas zu ihnen kommen möchte. Dass sie gesucht werden, dass sie ausgewählt sind. Dass sie gemeint sind. Dass dieses Pferd nur mit dir so spricht und mit niemand anderem, weil es um eine Beziehung geht zwischen dir und dem Pferd. Dabei musst du wissen, dass das, was du suchst, woanders ist, als dort, wo du es erwartest, und dass du es da, wo du es suchst, nicht finden kannst. Du kannst nicht sagen: „So, ich will jetzt mit meinem Pferd sprechen." Vielleicht wirst du etwas hören. Aber es wird nicht die Stimme deines Pferdes sein. Der Unterschied ist: Du nimmst es dir nicht, du holst es dir nicht. Du erzwingst es nicht. Nein, du empfängst es. Es wird dir gegeben.

Und genau das war die große Veränderung, die durch mein Pferd in mein Leben kam. Und genau das ist die große Veränderung, die dieses „Stimme der Pferde hören" auch in dein Leben bringt. Ich begann damals zu sehen, dass mir nicht nur mein Pferd, sondern auch andere Dinge in meinem Leben gegeben wurden: meine Kinder zum Beispiel, mein Mann, mein schriftstellerisches Talent. Zuvor hatte ich geglaubt, dass ich mein Leben zu schaffen hatte, dass es meine Anstrengung war. Meine Persönlichkeit, mein Talent, mein Verdienst, etwas, worauf ich stolz sein konnte. Jetzt sah ich, dass das zwar stimmte, aber dass es darüber hinaus noch etwas Größeres gab. Etwas, das mir gegeben wurde. Das veränderte alles in meinem Leben. Alles.

Und vielleicht kannst du hier anfangen. Schau auf dein Leben, wie es gerade ist. Auf deine Freunde, auf deine Beziehungen, auf deine Arbeit, auf deinen Erfolg, auf deine Gesundheit. Schau auf alles, was in dein Leben gekommen ist. Nun kannst du dich fragen: Was davon wurde mir gegeben? Was davon wurde mir geschenkt? Was davon fühlt sich an wie etwas, das ich gar nicht gesucht habe, aber es kam trotzdem zu mir? Es hat sich gut angefühlt, es hat sich richtig angefühlt oder es hat mich herausgefordert. Es hat mich vor Schwierigkeiten gestellt. Aber ich wusste, ich muss diesen Weg gehen.

Es geht darum, dass du ein Gefühl dafür entwickelst, dass Dinge in dein Leben kommen, die du nicht erschaffen hast und die du vielleicht nicht einmal bewusst gewollt hast. Dinge, die dich überraschen. Normalerweise versuchen wir dann, die Kontrolle darüber zu bekommen und zu sagen: „Das will ich nicht, ich möchte das wieder los werden. Das gefällt mir nicht. Ich habe nicht darum gebeten." Aber wenn du lernst, dieses Kontrollbedürfnis loszulassen, wenn du lernst, dass du nicht dein perfektes Leben einrichten musst, dass du nicht das Leben draußen halten musst, wirst du merken, dass das Leben auf dich zukommt und dass es dir Angebote macht. Die mögen vielleicht erst einmal wenig Sinn ergeben. Aber wenn du genauer hinschaust, merkst du, dass sehr wohl ein Sinn dahintersteckt. Dann merkst du, dass das Leben dich auf einen bestimmten Weg führt und dass es dir etwas sagen möchte. Und wenn du nach und nach lernst, diese Haltung zu entwickeln, diese Haltung von Akzeptanz, von Neugier, von Dankbarkeit, eine Haltung von Berührung, dann wirst du auch die Stimme der Pferde hören. Auf diesem Weg wird sie zu dir kommen.

Als ich das erste Mal die Stimme meines Pferdes hörte, war das für mich ein Gefühl von großer Überraschung. Was meine Stute mir damals gesagt hat? Sie hat gesagt: „Es liegt an dir." Nur diese vier Worte: „Es liegt an dir." Ich habe diese vier Worte in meinem Kopf gehört, sie waren ganz klar, und ich wusste im selben Moment, sie kamen nicht aus mir, ich hatte sie mir nicht ausgedacht. Sie kamen auch nicht aus meiner Wahrnehmungswelt. Es war eine Stimme, die von außerhalb kam. Das wusste ich, aber was sollte ich damit anfangen? „Es liegt an dir."

Ich war natürlich neugierig, wollte mehr wissen, wollte eine Erklärung dafür. Ich wollte an der Hand genommen werden. Ich wollte, dass man mir genau sagt, was ich zu tun habe. Ich wollte konkrete Antworten und Informationen. Aber alles, was ich bekam, war dieses „Es liegt an dir". Mehr Informationen bekam ich einfach nicht. Mein Verstand war sehr unglücklich. Er wollte es genau wissen.

Ich habe oft über diesen Satz nachgedacht, ich habe mich in verschiedenen Lebenssituationen gefragt: „Was will mir das sagen: Es liegt an dir?" Und nach und nach habe ich verstanden, was mir meine Stute damit sagen wollte. Ich habe verstanden, dass das etwas wirklich Großes war. Und dass es etwas Kennzeichnendes war für die Kommunikation mit Pferden. Dass es etwas mit Lebensweisheit zu tun hat. Etwas, das einen ganz tief in das Leben hineinführt. Es liegt an mir.

Damit wollte sie mir sagen: Es ist meine Entscheidung. Es ist meine Entscheidung, ob ich etwas annehmen möchte oder nicht. Ich habe verstanden, dass sie mir sagen wollte: „Das Leben bietet dir viele Gelegenheiten, viele Situationen, viele Wege. Und es liegt an dir, welchen du einschlägst." Und ich habe angefangen, darüber nachzudenken, welchen Weg ich denn eingeschlagen hatte. Er war mir immer vorgekommen als der einzige Weg. Aber jetzt konnte ich sehen, dass ich eine Wahl hatte, dass es auch andere Wege gab. Und dass ich andere Wege ausprobieren konnte. Es liegt an mir. Ich habe die Freiheit, hierhin zu gehen, dorthin zu gehen, heute das zu tun oder in diesem Augenblick etwas ganz Neues auszuprobieren. Es liegt an mir. Es liegt an mir, was ich annehmen kann, was ich empfangen kann und worauf ich reagieren möchte.

Das alles ist ein Anfang. Und ich möchte dir sagen, dass es ein Weg ist. Es gibt keine Technik und keinen Trick. Es geht einzig und allein um die Haltung. Diese Kommunikation, diese Stimme der Pferde ist so präzise, dass man es kaum glauben kann. Sie sagt dir genau das, was im Augenblick für dich wichtig ist. Und wenn du es verstanden hast, dann werden die Pferde dir mehr sagen. Aber es ist wichtig, dass du es wirklich verstehst. Es ist wichtig, dass du es wirklich aufnimmst und annimmst, nicht nur mit dem Verstand, sondern mit dem Herzen. Das ist das Wesentliche. Nach und nach lernst du zu vertrauen, dass diese Stimme der Pferde immer für dich da ist, dass sie dich führt, dass sie ganz präzise ist. Und dass sie zu dir kommt, wenn du bereit bist.

Dieser Weg des Lernens ist ein Weg der Bereitschaft. Wie bereit bist du? Nicht dein Verstand, nicht dein Wissen. Sondern wie bereit ist dein Herz, sich zu öffnen für das, was auf dich wartet? Und wie sehr kannst du darauf vertrauen, dass da etwas auf dich wartet? Dass etwas da ist, was dich sucht?

Dies ist ein Weg aus elf Schritten und du bist bei Schritt zwei. Übereile nicht. Was du jetzt lernst, ist das Vertrauen, dass die Stimme der Pferde zu dir kommen wird. Wie kannst du das üben? Beobachte dich selbst. Wann kommt etwas zu dir, das du nicht absichtlich gesucht hast? Vielleicht kommt es in einem Traum, vielleicht in einem Gespräch, vielleicht, während du dein Pferd putzt. Vielleicht auch, wenn du auf der Weide sitzt und die Pferde beobachtest. Wann kommt etwas zu dir, das sich anfühlt wie herbeigeflogen, wie ein Hauch?

Vielleicht ist das etwas ganz Unspektakuläres, vielleicht ist es ein ganz einfacher Satz wie „Es liegt an dir". Wenn du darauf vertraust, dass es dir gegeben wird und dass sich in diesem scheinbar einfachen Satz sehr viel Wahrheit und Weisheit verbirgt und dass du dich selbst darin finden und erkennen kannst, dann schreibe ihn auf. Schau, wie er sich anfühlt. Nimm das an, was die Pferde dir geben. Denn das ist ihre Absicht: dass du in Verbindung trittst mit ihnen. Dass sie dich erreichen können auf ihre Art und Weise, dass du ihnen zuhörst, und dass das, was sie dir geben, dir etwas bedeutet. Wenn du diese Bereitschaft entwickelst, dann werden die Pferde dir immer mehr geben, das verspreche ich dir. Dann wirst du ganz viel Vertrauen aufbauen, und mit diesem Vertrauen wird die Stimme der Pferde immer mehr zu dir kommen. Das kann ich dir versprechen, weil ich es selbst gelernt habe und weil ich sehr viele Menschen auf diesem Weg begleitet habe. All diese Menschen haben es gelernt. Es braucht dafür kein besonderes Talent. Auch du kannst es lernen, jetzt und hier mit diesem Buch, Schritt für Schritt in elf Kapiteln. Gehe jeden Schritt ganz bewusst. Nimm dir Zeit, lass dich überraschen. Alles ist da für dich.

Ich danke dir dafür, dass du bis hierher gelesen hast, und ich wünsche dir, dass du das alles finden kannst in deinem Herzen, dass du es findest in deinem Leben.

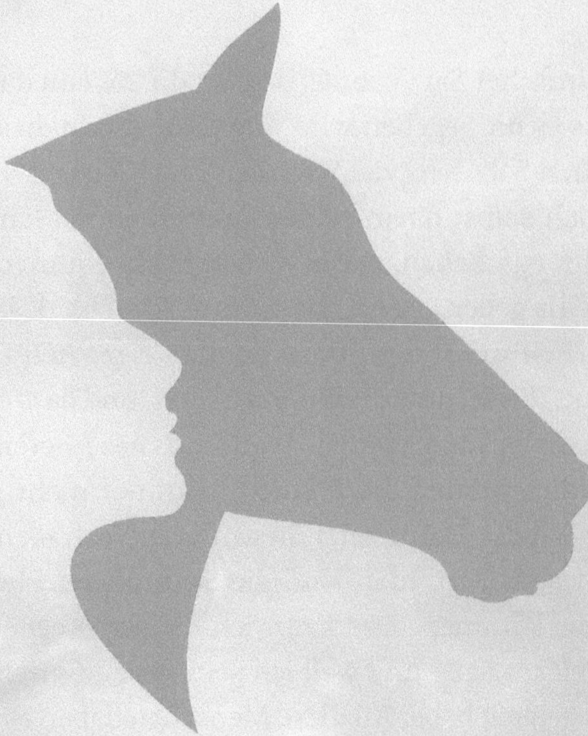

Kapitel 3

Wie kann ich die Botschaften der Pferde erkennen?

Wie kann ich unterscheiden, welche Botschaften wirklich von den Pferden kommen?

Im ersten Kapitel hast du gelernt, dass die Sprache der Pferde eine Sprache des Herzens ist. Dass die Pferde nicht zu unserem Verstand sprechen, sondern zu unserem Herzen. Im zweiten Kapitel hast du gelernt, dass diese Botschaften der Pferde zu dir kommen, dass sie dir gegeben werden. Dass du sie nicht absichtlich herbeiholen kannst, aber dass du lernen kannst, eine Haltung einzunehmen, in der du sie empfängst.

Im dritten Kapitel geht es nun darum, wie du die Botschaften der Pferde erkennen kannst und unterscheiden kannst von Botschaften, die aus deiner Fantasie oder aus deinem Verstand kommen. Ich möchte dir sieben Merkmale vorstellen, die dir helfen zu unterscheiden, ob es sich um etwas handelt, dass du dir nur vorgestellt oder ausgedacht hast, oder ob es eine echte Pferde-Botschaft ist.

Vielleicht fragst du dich immer noch, ob wirklich jeder Mensch Tierkommunikation lernen kann. Du, deine Freunde, deine Kinder, alle, die du kennst, oder ob es dazu besondere Voraussetzungen braucht, eine besondere Begabung. Meine Antwort darauf ist: Jeder kann es lernen. Denn diese Art von Kommunikation ist unsere ursprüngliche Kommunikation. Wir alle haben die Fähigkeit dazu. Es ist gar keine besondere Fähigkeit, es ist nur eine untrainierte Fähigkeit. Es ist eine Fähigkeit, die wir verlernt haben. Kinder können oft sehr gut Verbindung zu Tieren aufnehmen. Sie sind ihnen sehr nah, sie können auch die Stimmen der Tiere hören, und wenn sie ihren Eltern davon erzählen, sagen die Eltern oft: „Das bildest du dir nur ein." Die Eltern glauben, das sei nur kindliche Fantasie. Aber wir alle sind ausgestattet mit der Fähigkeit, die Stimme der Tiere zu hören.

Ich möchte dir ein Beispiel geben. Vielleicht hast du schon ein einmal von einem Pferd geträumt. Viele Menschen haben Träume von Pferden oder auch von anderen Tieren. Und du kannst dich fragen, wie kommt dieses Pferd in deinen Traum? Ist das ein Zufall, ist das eine pure Fantasie? Oder hat es damit etwas auf sich? Wenn du diesen Traum dann genauer anschaust und Träume sind oft etwas verschlüsselt oder die Botschaften in den Träumen sind sehr verdichtet, man träumt eine Essenz – wenn du es dir also genauer anschaust, dann merkst du plötzlich, dass da ziemlich viel Sinn dahintersteckt. Und je genauer du hinschaust, desto mehr kannst du erkennen, dass es da etwas Absichtsvolles gibt.

Genauso ist es mit Eingebungen und Intuitionen. Manchmal hast du plötzlich die Idee, irgendjemanden anzurufen, irgendwo hinzugehen, etwas Bestimmtes zu tun oder etwas Bestimmtes zu sagen. Du weißt nicht genau, warum, aber du tust es einfach, und oft entdeckst du dann, dass es genau das Richtige war. Und genau wie diese Eingebung und Intuitionen und Träume zu dir kommen, so kommen auch die Stimmen der Pferde zu dir. Das ist etwas Unbewusstes, es ist deine Intuition. Und diese Intuition kannst du entwickeln, indem du ihr genauer zuhörst, indem du sie ernst nimmst. Indem du darauf reagierst, indem du dem folgst, wozu sie dich einlädt oder was sie dir vorschlägt. Es ist wie ein Austausch zwischen dir und deiner Intuition.

Du kannst deine Intuition pflegen und entwickeln und dann wirst du merken, dass dein Leben viel leichter wird. Und dass dieser Teil von dir, deine Intuition, ein sehr wertvoller Teil ist. Dass es ein Teil ist, der dich führt, der dir Sicherheit und Gewissheit gibt. Und genauso kommen die Stimmen der Pferde zu dir. Die Stimmen der Pferde sind immer auf dein Wohlsein ausgerichtet. Auf dein Weiterkommen, auf deinen inneren Weg, auf deine Gesundheit, auf deinen Erfolg. Darauf, dass du harmonische Beziehungen haben kannst. Die Stimmen der Pferde sind wohlwollend. Sie kommen zu dir, um dir zu helfen, um dir Einsichten zu schenken, um dich voranzubringen.

Das Besondere an der Tierkommunikation, so wie ich sie kennengelernt habe und auch weitergebe, ist, dass sie den ganzen Menschen betrifft. Es ist nichts Technisches, es ist kein Sprechen mit einem Pferd, das dann ohne Folgen bleibt. Es ist keine Fähigkeit, die du einsetzen kannst wie ein Werkzeug. Darum geht es mir nicht. Es hat keinen Sinn, so etwas zu lernen und dann anderen zu beweisen, dass du Stimmen hören kannst. Der Sinn dieser Stimmen der Pferde ist, dass die Pferde oder ein Pferd dir etwas ganz Bestimmtes mitteilen möchte. Und was die Pferde mitteilen, das betrifft immer den ganzen Menschen. Das ist für mich das Besondere und das Wesentliche. Es ist immer darauf ausgerichtet, dass du Harmonie erlangst in allen Bereichen deines Lebens. In deinen Beziehungen, in deiner Arbeit, auf deinem inneren Weg. Darauf, dass du dein Potenzial findest und entwickelst. Darauf, dass du das Beste von dir zum Vorschein und in die Welt bringst.

Sei dir dabei bewusst, dass die Tierkommunikation nichts Einseitiges ist. Es ist immer eine Beziehung, eine Beziehung zwischen dir und einem Pferd. Zwischen dir und einem anderen Tier. Es geht in der Kommunikation immer um die Beziehung. Es geht nicht um etwas Objektives, es geht nicht um Tatsachen und Fakten, es geht um eine Beziehung.

Pferde sind Herdentiere, und die Beziehung steht für sie immer an erster Stelle. Und wenn es eine Kommunikation gibt, dann ist es eine Kommunikation zwischen dir und dem Pferd. Und du persönlich bist gemeint. Dasselbe Pferd wird einem anderen Menschen eine ganz andere Botschaft schicken. Deswegen ist es auch so schwierig, es zu überprüfen oder es zu vergleichen oder es zu beweisen, denn das Pferd spricht zu jedem Menschen anders. Es spricht individuell, es spricht aus der Beziehung heraus zum ganzen Menschen.

Darauf werde ich immer wieder zurückkommen, weil das das Entscheidende ist, und das ist auch etwas, was in der Tierkommunikation oft ausgeblendet wird. Wenn wir nicht sehen, dass Kommunikation immer eine Beziehung ist, dann bekommen wir die falschen Botschaften. Dann sind die Botschaften nicht treffend. Dann sind es lediglich Illusionen, Ideen. Dann sind es Versuche, dem Verstand etwas zu beweisen, was man nicht so gut begreifen kann.

Ich möchte dir von einem Erlebnis mit meiner Stute Tinnia erzählen, das ich hatte, als ich in Sachen Tierkommunikation noch ziemlich am Anfang stand. Dazu muss man wissen, dass ich eine große Skeptikerin bin. Ich habe viele Zweifel und ich bin ganz bestimmt nicht leichtgläubig. Mein Verstand ist sehr dominant, ich analysiere alles, ich möchte für alles Beweise. Ich habe dieses ganze Gebiet der Kommunikation mit Tieren genau erforscht und ich habe mich oft gefragt, ob ich mir das alles nur einbilde. Wie ich schon gesagt habe, sind diese Botschaften der Tiere immer an dich persönlich gerichtet.

Und so hat auch meine Stute versucht, mit mir Kontakt aufzunehmen. Aber ich verstehe heute, dass das nicht einfach war für sie, weil ich eben eine große Skeptikerin bin und weil ich nicht so einfach irgendetwas glaube. Aber sie hat einen besonderen Weg zu mir gefunden. Und das ist für mich das Faszinierende an der Tierkommunikation: dass die Tiere immer Wege finden. Sie finden für jeden einzelnen Menschen einen ganz besonderen Weg, der auf ihn zugeschnitten ist, sodass dieser Mensch es verstehen kann. Darauf kann man wirklich vertrauen, das habe ich oft erlebt.

Jetzt aber meine Geschichte, wie meine Stute den Weg zu mir gefunden hat und wie sie mir gezeigt hat, dass sie es wirklich ernst meint damit.

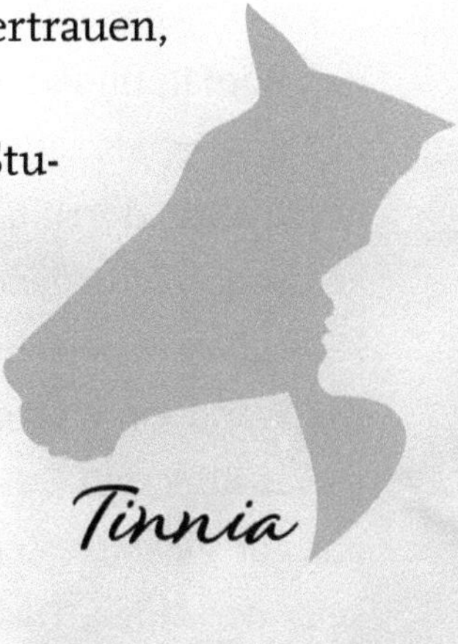

Ich bin eines Morgens aufgewacht und habe diese Stimme in meinem Kopf gehört. Ich wusste irgendwie, dass sie von ihr kommt. Aber das konnte ich natürlich überhaupt nicht beweisen. Jedenfalls hat diese Stimme gesagt: „Gehe in die Württembergische Landesbibliothek."

Woher kam diese Idee? Ich wusste, es gibt eine solche Bibliothek in Stuttgart, ungefähr eine halbe Stunde entfernt von da, wo ich wohne. Aber ich hatte noch nie vorgehabt, in diese Bibliothek zu gehen oder gar geglaubt, dass ich dort irgendetwas Besonderes finden könnte. Aber dieser Begriff war einfach da. Und das ist etwas Typisches, dass die Tiere uns ganz bestimmte Details geben, bei denen man sich fragt, woher das kommt. Nicht irgendetwas Allgemeines, Philosophisches, eine Lebensweisheit, nein, es kommen oft ganz bestimmte Details, und es ist einem schleierhaft, woher. Und wenn man das dann in Verbindung mit den Pferden sieht, dann fragt man sich: „Wie kann das Pferd davon wissen?"

Ich habe natürlich überlegt, ob ich das ernst nehmen sollte oder nicht, habe dann aber entschieden, es ernst zu nehmen, und bin tatsächlich in diese Landesbibliothek gefahren. Ich dachte, dass es vielleicht damit zu tun hat, dass ich gerade einen historischen Roman schrieb, der in prähistorischer Zeit spielte, und dass meine Intuition mir vielleicht sagen wollte, dass ich dort ein wichtiges Detail für meinen Roman finden würde.

Ich ging also in die Bibliothek und dort in die Abteilung für Frühgeschichte, dorthin, wo es um die Kelten ging, weil mein Roman in keltischer Zeit spielte. Ich sah mir also die Ausstellungstücke an, die keltischen Stelen, und studierte alles genau. Da sah ich plötzlich an der Wand ein kleines gerahmtes Bild hängen, bei dem zur Erklärung etwas über den Gott der Etrusker stand. Die Etrusker waren ein Volk, das zur gleichen Zeit wie die Kelten in Europa gelebt haben, nur jenseits der Alpen. Das Besondere aber war, dass der Gott der Etrusker einem Namen hatte – und jetzt kommt das Detail, das mich für immer und ewig verblüffen wird: Der Name dieses etruskischen Gottes war der Name meines Pferdes, Tinnia. In genau derselben Schreibweise mit zwei „n“. Ich habe mich immer gefragt, woher ihr Name kam. Jetzt gab es eine Verbindung zu diesem Gott der Etrusker. Und es gab diese Stimme, die mich am Morgen geweckt hatte, diese Stimme meiner Stute, die mich in dieses Landesmuseum geschickt hatte.

Die Geschichte ging aber noch weiter. Kurze Zeit später bekam ich eine E-Mail von der Züchterin meiner Stute, die ich nie kennengelernt habe, denn ich habe sie von einer anderen Besitzerin gekauft. Und in dieser E-Mail erzählte mir die Züchterin, dass sie sich lange gefragt hatte, wo ihre Stute Tinnia hingekommen sei. Sie musste sie damals in großer Not verkaufen und konnte ihren Weg nicht weiterverfolgen. Sie hat mir auch erzählt, dass sie seit vielen Jahren keine „Cavallo“, die Pferdezeitschrift, mehr gekauft hatte, aber dass sie eine Intuition hatte, diese Zeitschrift diesmal zu kaufen. Und als sie die Zeitschrift aufschlug, war da ein Foto von ihrer Stute Tinnia, dem ersten Fohlen, das sie jemals gezüchtet hatte. Denn genau in dieser Ausgabe der Zeitschrift war ein Artikel über meine Arbeit und ein Bild von meiner Stute erschienen.

Ich habe mit der Züchterin Kontakt aufgenommen und sie gefragt, wie Tinnia, meine Stute, zu ihrem Namen gekommen ist. Sie hat mir erzählt, dass sie für dieses Fohlen schon einem Namen ausgesucht hatte, bevor es auf die Welt kam. Die Mutter war eine arabische Stute mit einem langen Stammbaum, und das Fohlen sollte einen arabischen Namen bekommen. Als sie das Fohlen aber dann sah, wusste sie plötzlich, dass es nicht der richtige Name für dieses Tier war. Zwar wusste sie auch nicht, welchen anderen Namen das Fohlen haben sollte, aber dass der ursprünglich vorgesehene Name nicht der richtige war, das wusste sie. Und dann kam mit einem Mal dieser Name, Tinnia, zu ihr.

Das hat für mich die Geschichte abgeschlossen, denn das waren so viele „Zufälle", dass mein Verstand am Ende aufgegeben hat. Mein Verstand hat einfach kapituliert. Die Fakten, die Tatsachen waren so überwältigend, es war eine zu große Anzahl von „Zufällen", dass mein Verstand nicht mehr sagen konnte: „Das ist ja alles nur Einbildung."

Und von diesem Tag an habe ich nach diesen Zeichen Ausschau gehalten. Ich habe Ausschau gehalten nach diesen feinen Hinweisen. Und je mehr ich darauf geachtet habe, desto mehr Spuren habe ich entdeckt, als würde sich ein feines Netz entspinnen. Ich habe immer mehr Zusammenhänge erkannt. Und ich habe gesehen, dass es da ein großes Reich der Intuitionen gibt, in das ich immer tiefer eintauchen kann, und dass, wenn ich darin eintauche, viele Ereignisse in meinem Leben einen ganz anderen Sinn bekommen. Ich habe gelernt, auf die Stimme meiner Stute zu hören. Immer wenn ich das Gefühl hatte, jetzt spricht sie zu mir, jetzt kommt ein Gedanke, der stammt von ihr, dann bin ich dem gefolgt. Und dann habe ich jedes Mal geheimnisvolle, magische, verblüffende, überraschende Dinge entdeckt.

Sieben Kennzeichen für die Stimme der Pferde

Was ich dir jetzt mitgeben möchte, sind sieben Kennzeichen, an denen du diese Sprache erkennen kannst.

Wie ich schon erklärt habe, ist es eine Sprache des Herzens, die unser Verstand nicht immer versteht. Die Botschaften kommen zu dir, du suchst sie nicht, sondern sie werden dir gegeben.

1. Die Stimmen der Pferde haben eine ganz eigene Sprache. Und diese Sprache unterscheidet sich von unserer Alltagssprache, von der Art, wie wir miteinander sprechen, wie wir denken, wie wir schreiben. Sie hat eine etwas andere Grammatik und sie benutzt poetische Bilder. Es ist eine knappe Sprache, eine verdichtete Sprache. Die Sätze ergeben zuerst oft scheinbar gar keinen Sinn, wenn sie zu dir kommen. Es gibt einen Widerstand in dir, dein Verstand wehrt sich und sagt: „Das ist sinnlos, das ist nicht richtig formuliert, das ist nicht passend, das ist nicht klar genug." Aber wenn du dann genauer hinschaust, erkennst du, dass es sehr wohl einen tiefen Sinn hat. Und mit der Zeit kannst du diese Sprache erkennen. Es ist eine einfache, klare Sprache mit kurzen Sätzen, nichts Kompliziertes. Es ist eine Sprache, die immer auf das Wesentliche abzielt.

2. Es sind Worte, Sätze, Bilder, die auf dich ausgerichtet sind. Wenn du das hörst, hast du das Gefühl, da spricht jemand ganz persönlich mit dir. Da bist du gemeint. Es ist nichts Allgemeines, keine allgemeine Weisheit. Und auch wenn es eine große Weisheit beinhaltet, ist es genau die richtige Weisheit, die du jetzt in diesem Augenblick brauchst, damit du dein Leben besser verstehen kannst. Damit du den nächsten Schritt machen kannst. Es ist, wie wenn du in einem Poesie-Album liest oder in einer Zitatensammlung von Weisheiten. Und du suchst nach etwas, was dich inspiriert. Und dann findest du etwas, bei dem du denkst: „Das hat dieser Autor genau für mich geschrieben. Dieser Satz kommt genau zur richtigen Zeit, genau für mich."

3. Die Botschaften kommen zu dir, wenn du in einem Zustand der Entspannung bist. Wenn du meditierst, wenn du ausgeruht bist, wenn du Urlaub machst, wenn du im Wald spazieren gehst, wenn du allein für dich bist, wenn du Zeit für dich hast, wenn du ganz bei dir bist. Oder wenn du ein schönes Buch gelesen hast. Wenn du ein gutes Gefühl für dich selbst hast. In solchen Momenten kommen diese Botschaften wie von selbst zu dir. Dann ist es, wie wenn sich eine Türe öffnet, und du kannst sie plötzlich wahrnehmen. Manchmal kommen sie auch, wenn du dich gerade in einem Zustand von großem Stress befindest, gerade dann, wenn du sie am dringendsten brauchst. Aber das sind Ausnahmen. Deswegen: Wenn du die Stimme der Pferde hören möchtest, dann nimm dir Zeit. Gönn dir Ruhe, entspann dich, geh in die Natur. Und du wirst anfangen, sie zu hören.

4. Diese Botschaften sind sehr klar. Das habe ich ja schon gesagt, als ich über die Sprache geredet habe. Aber sie besitzen eine besondere Art von Klarheit. Wenn du sie hörst, hast du ein Gefühl von Gewissheit. Ein Gefühl von „Ja, das ist richtig. Ja, das stimmt. Da gibt es gar nichts mehr zu zweifeln. Es ist so klar, es ist so einfach. Es spricht ganz direkt zu mir und ich muss einfach nur Ja sagen. Das ist das, was ich gebraucht habe. Das gibt mir eine tiefe Einsicht."

5. Wenn du diese Botschaften hörst, wird etwas in dir in Gang gesetzt. Es sind nicht nur irgendwelche Texte, die du wieder vergisst, sondern es sind Worte, die dich berühren. Es ist eine Aussage, die dich berührt. Es ist etwas, was dich im

Kern trifft. Was dich in deinen Gefühlen trifft. Was du körperlich fühlen kannst als etwas, was in dir etwas in Bewegung setzt. Es sind Worte und Sätze, die lange nachklingen. Die du immer wieder anders wahrnimmst. Immer wieder aus verschiedenen Blickwinkeln anschaust, die sich in dein Leben, in dein Wissen, in deine Art, wie du die Welt siehst, eingraben und dort etwas bewirken. Die etwas in Gang setzen, die etwas verändern, ganz subtil, ohne dass du es steuerst. Es sind Botschaften, die dich in Innersten treffen, die dich bewegen, die dich verändern, die dich entfalten, dir das Gefühl geben, dass du dich erweiterst, dass dein Leben weiter wird, dass es klarer wird.

6. Wenn du immer wieder neue Botschaften hörst, kannst du erkennen, dass sie eine Geschichte bilden. Es sind nicht voneinander getrennte Botschaften, sondern sie bauen aufeinander auf. Sie erzählen dir eine Geschichte und diese Geschichte führt dich wie auf einem Weg. Du kannst ihr folgen. Und wenn du das über eine längere Zeit verfolgst, kannst du diesen Weg erkennen. Du kannst erkennen, wie wundervoll und klar dieser Weg ist und wie sehr dieser Weg zu dir passt, dich zu dir führt und dir zeigt, wer du wirklich bist, was du wirklich kannst, was wirklich in dir steckt.

7. Das letzte Merkmal: Etwas verändert sich in der Beziehung zu deinem Pferd, wenn die Botschaft bei dir ankommt. Wenn du die Botschaft ernst nimmst, wenn du auf die Botschaft reagierst, dann wirst du merken, dass sich etwas für dein Pferd ändert. Plötzlich wird das Reiten leichter. Plötzlich

> verändert sich eine Krankheit. Es kommt häufig vor, dass die Pferde dem Menschen bestimmte Hinweise geben, ihm zeigen, dass ein bestimmtes Lebensziel nicht mehr zu ihm passt. Oder dass die Art, wie er eine Beziehung führt, nicht zu ihm passt. Oder dass er etwas loslassen muss oder den Mut haben muss, einen neuen Weg einzuschlagen. Es kann sein, dass dann plötzlich bestimmte Symptome verschwinden, Krankheiten verschwinden, die kein Tierarzt behandeln konnte. Oder dass das Pferd plötzlich viel mehr Vertrauen zu dir hat. Dass das Pferd sich plötzlich gesehen fühlt, dass das Pferd deine Nähe sucht, dass das Pferd auf dich zukommt. Dass es mit dir geht, dass das Pferd selbst mehr Mut gewinnt, mehr Selbstvertrauen, mehr Ausstrahlung.

Das alles sind Kennzeichen dafür, dass du die Stimme der Pferde hörst. Es sind kleine Zeichen, aber sie sind bedeutungsvoll. Was ich dir in diesem Kapitel mitgeben möchte, ist: Lerne, die Zeichen zu entdecken. Lerne, sie wahrzunehmen. Achte darauf, wann immer du das Gefühl hast: „Das ist vielleicht eine Botschaft, das ist vielleicht ein Hinweis, das ist die Stimme meiner Intuition. Das ist eine Botschaft, die von einem Pferd kommt." Und dann entdecke, wie sich dein Leben wandelt, wie sich deine Beziehung zu deinem Pferd wandelt und wie dein Pferd sich wandelt.

Habe Geduld, übereile nichts. Du lernst etwas ganz Neues und Feines. Es kommt in einem ganz eigenen Tempo zu dir, darauf kannst du vertrauen.

Damit möchte ich dich deinem Pferd übergeben und den wundervollen Botschaften, die auf dich warten.

Kapitel 4

Was nützt es mir, die Stimme der Pferde zu hören?

Was kann ich damit anfangen in meinem Leben?

Bisher hast du gelernt, dass die Sprache der Pferde eine Sprache des Herzens ist. Du hast gelernt, dass die Botschaften der Pferde zu dir kommen, dass du nichts tun musst außer wahrzunehmen. Du hast gelernt, dass es bestimmte Merkmale gibt, an denen du erkennst, ob es wirklich die Stimme eines Pferdes ist. Die Sprache der Pferde ist eine einfache klare Sprache mit poetischen Bildern. Sie ergibt einen tiefen Sinn. Und sie kommt immer aus der Beziehung.

Was nützt es mir also, diese Stimme hören zu können? Darauf gibt es zwei Antworten.

Zum einen hilft es dir bei der Frage: „Was kann ich für mein Pferd tun? Wie kann ich meinem Pferd helfen? Wie kann ich meinem Pferd die bestmögliche Situation schaffen? Wie kann ich meinem Pferd helfen, wenn es krank ist oder anderweitig Schwierigkeiten hat?"

Der andere Bereich ist die Frage: „Was wollen die Pferde mir sagen in Bezug auf mich, mein Leben, meine Entwicklungsmöglichkeiten? Wo habe ich vielleicht blinde Stellen, auf die sie mich hinweisen?"

Ich möchte zuerst eingehen auf die Frage „Wie kann ich meinem Pferd helfen?" und dir dazu ein paar ganz typische Beispiele geben. Und ich möchte dir zwei Geschichten erzählen, in denen ich eine solche Tierkommunikation erlebt habe.

Eine typische Situation ist zum Beispiel: Ein Hengst soll kastriert werden. Das ist keine einfache Situation, weil es für das Pferd einen großen Übergang bedeutet, einen großen Wechsel in seiner Identität. Viele Faktoren spielen dabei mit. Eine solche Situation kann entstehen, wenn ich zum Beispiel keine optimale Haltung für den Hengst bereitstellen kann. Wenn der Hengst immer alleine ist. Oder wenn der Hengst zu gefährlich ist, wenn sein Verhalten bedrohlich wird für Menschen und Tiere. In einer solchen Situation ist es wirklich hilfreich, das Pferd fragen zu können, was für das Pferd wichtig ist, oder auch dem Pferd zu sagen, was ihm bevorsteht, es darauf vorzubereiten und im engen Kontakt mit ihm zu sein für diesen Übergang.

Eine andere Situation ist: Ein Pferd soll umziehen. Es kommt häufig vor, dass man den Stall wechseln muss aus verschiedenen Gründen. Das bedeutet für ein Pferd immer, dass es viele Gewohnheiten zurücklassen muss und dass es auch Beziehungen verliert. Da kann ich auch ein Pferd fragen: „Fühlst du dich wohl in diesen Stall? Möchtest du weggehen? Was bedeutet es für dich, umzuziehen? Welches Gefühl hast du dabei?"

Weitere schwierige Situationen: Ein Pferd hat seinen Freund verloren, weil zum Beispiel ein Pferd aus der Herde gestorben oder umgezogen ist. Oder ein Pferd ist krank. Auch hier kann ich versuchen, herauszufinden, wodurch diese Krankheit hervorgerufen wird, jenseits der körperlichen Komponenten.

Manchmal widersetzt sich ein Pferd dem Training. Es versteht vielleicht den Trainingsansatz nicht. Dann kann ich fragen: „Warum kann dieses Pferd eine bestimmte Übung nicht ausführen?" Vielleicht versteht es die Übung nicht. Vielleicht kann es die Übung körperlich nicht umsetzen. Oder vielleicht hat es eine andere Blockade, aber auch da kann es mir helfen, mit dem Pferd Kontakt aufzunehmen und zu hören, was das Pferd dazu zu sagen hat.

Oder ein Pferd hat Schmerzen. Wenn sich ein Pferd beispielsweise sehr gegen den Sattel wehrt, dann kann ich herausfinden, ob dieser Sattel ihm Schmerzen bereitet oder ihm Angst macht, oder ob es andere Gründe gibt, die vielleicht in der Vergangenheit des Pferdes liegen.

Wenn ich offen bin für die Stimme des Pferdes, dann kann ich auch mitbekommen, dass das Pferd einen bestimmten Wunsch hat. Zum Beispiel eine Stute den Wunsch nach einem Fohlen. Wenn das Pferd weiß, dass es solche Wünsche an mich vermitteln kann, dass ich fähig bin, diese Wünsche wahrzunehmen, dann kann es einen einfachen Weg finden, mir diesen Wunsch mitzuteilen. Ansonsten muss es vielleicht andere Wege finden, um darauf aufmerksam zu machen. Denn ein Pferd, das einen bestimmten starken Wunsch hat, wird immer einen Weg suchen, diesen Wunsch umzusetzen.

Eine andere häufige Situation ist, dass ein Pferd alt ist und vielleicht nur noch mühsam aufstehen und fressen kann. Auch da kann ich fragen, ob dieses Pferd leben möchte, oder ob es vielleicht besser ist, dem Pferd einen sanften Übergang zu bereiten. Das sind schwierige Fragen, aber auch diese Fragen werden viel leichter, wenn ich einen Zugang zu dem Pferd habe.

Was auch passieren kann, ist, dass ein Pferd eine Geschichte vom Vorbesitzer mitbringt, die noch nicht abgeschlossen ist. Dann kann ich versuchen herauszufinden, was geschehen ist, ob es vielleicht eine emotionale Verletzung gibt, eine Trauer, die nicht bewältigt ist, oder Ähnliches.

Wenn ich lerne, mit dem Pferd zu kommunizieren, wenn ich lerne, die Stimme des Pferdes zu hören, dann bekomme ich ein ganzheitliches Bild von der Situation des Pferdes. Und ich lerne zu verstehen, dass Pferde – so wie alle Lebewesen – ganzheitlich wahrnehmen. Wir sehen oft nur die praktischen Herausforderungen, wir sehen das physische Problem, das auftaucht. Dass ein Pferd vielleicht nicht mehr regelmäßig frisst, dass ein Pferd sich beim Training widersetzt. Dass ein Pferd nicht mehr erreichbar ist für uns. Aber wir müssen verstehen, dass ein großer Anteil dieser praktischen Probleme in der Persönlichkeit des Pferdes begründet liegt; dass die wirkliche Ursache aus der persönlichen Situation des Pferdes kommt, aus der Geschichte des Pferdes, aus dem Weg, den es hinter sich hat und aus den Wünschen, die es hegt. Und auch aus der Beziehung, die wir zu dem Pferd haben. Und wir können über diese Ebene Zugang zu Lösungen finden, die anders eben nicht zugänglich sind.

Jetzt möchte ich dir zwei Geschichten erzählen, die das anschaulich machen.

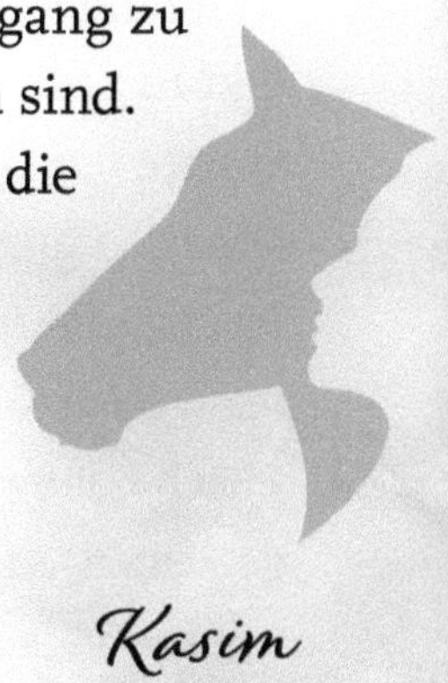

Kasim

In der ersten Geschichte geht um einen Wallach, Kasim, der eine geliebte Freundin verloren hatte und so traurig war, dass er allen Lebensmut verloren hatte. Die Besitzerin war verzweifelt. Dies ist auch eine persönliche Geschichte, weil die Freundin dieses Wallachs meine Stute Tinnia war, die bei einem tragischen Unfall ums Leben gekommen ist. Ich war schockiert und getroffen und hatte selbst den Lebensmut verloren, und die Besitzerin von Kasim kam auf mich zu, weil sie wusste, dass ich eine enge Beziehung zu Kasim hatte und mit ihm sprechen konnte. Sie hat gehofft, dass ich vielleicht Zugang zu ihm finde, weil ihr selbst das nicht mehr gelang.

Ich bin dann mit Kasim spazieren gegangen und habe versucht, Kontakt zu ihm zu aufzunehmen, habe aber gemerkt, dass das nicht möglich war. Ich habe mich dann gefragt, was eigentlich meine eigene Situation in diesem Moment war und welche Gefühle ich selbst hatte. Ja, ich war in großer Trauer, aber ich konnte das trotzdem unterscheiden, ich konnte mir sagen: „Ja, ich bin selbst sehr, sehr traurig, aber ich spüre ganz genau, dass Tinnia mir sagt, dass ich hier auf der Erde bleiben muss, dass ich hier eine Aufgabe habe." Und ich habe gespürt, dass Kasim wie aus der Erde herausgezogen wurde, dass er eine große Sehnsucht hatte, ihr zu folgen, dorthin, wo auch immer sie war. Und dass er nicht wirklich hierbleiben konnte, mit den vier Beinen auf dem Boden, auch wenn er neben mir hergelaufen ist.

Irgendwann beschloss ich, zu akzeptieren, dass ich keinen Kontakt zu Kasim fand. Ich konnte und wollte ihn auch nicht drängen, ich konnte nur Geduld haben. Ich ließ alle Erwartungen los und nahm die Situation an, wie sie war. Es war für Kasim eine Situation von großer Trauer, und Trauer braucht Zeit, das spürte ich auch in mir selbst. Und dann blieb Kasim plötzlich stehen.

Ich habe mich umgeschaut, um herauszufinden, warum er stehengeblieben war – ob vielleicht irgendwas im Gebüsch war, ob sich ein Traktor näherte, ob er irgendwas gesehen hatte. Doch ich konnte nichts feststellen. Warum war er stehengeblieben? Ich habe ihn aufgefordert weiterzugehen, aber er blieb stehen. Und da habe ich gespürt, dass dieses Stehenbleiben nicht mit einer äußeren Situation zu tun hatte, sondern dass er mir dadurch etwas mitteilen wollte. Ich wartete ab und war einfach offen für das, was passieren würde. Mir war auch bewusst, dass es etwas sein würde, was aus einer Welt oder einem Bereich kam, den ich noch nicht kannte. Ich habe ihn angeschaut, ein ganz feiner arabischer Wallach, sehr sensibel. Und plötzlich war dieser Gedanke in meinem Kopf. Es war so ein Gefühl, und dann habe ich es ausgesprochen. Ich habe mir selber dabei zugehört, wie ich diesen Satz sagte, denn er kam nicht aus mir, nicht aus meiner gewohnten Vorstellungswelt. Ich habe Kasim angesehen und gesagt: „Du bist ein Engel." Und in diesem Moment hat er abgekaut, hat den Hals fallen lassen und alles war gut.

Und plötzlich konnte ich Kasim fühlen. Plötzlich war er da. Ich habe sehr gestaunt, weil ich das bisher noch nicht erlebt hatte, dass ein Pferd mir gezeigt hat, dass es ein Engel ist. Ich kannte Energien von Engeln, aber diese Art von Engel-Energie, so ganz konkret in einem Pferd, das mir zu verstehen gibt, dass es eine solche Natur hat, war ganz neu. Ich habe versucht zuzuhören, und Kasim hat mir sehr viel erzählt. Er hat mir eine ganze Welt geöffnet, er hat mir erzählt, wie hier die Seele des Pferdes Verbindung aufnimmt zu anderen Pferden, jenseits des Irdischen. Und dass man sich dann trifft, hier auf der Erde. Und dass er sich auf diese Art und Weise mit Tinnia getroffen hatte und dass Tinnia seine Seelengefährtin war, hier auf der Erde. Dass sie jetzt zurückgekehrt war in ihre Heimat. Und dass er große Sehnsucht hatte, ebenfalls dorthin zurückzukehren, wo auch er herkam.

Es hat mich tief berührt. Ich habe ganz viel verstanden von etwas, was ich vielleicht schon geahnt hatte oder worüber ich bereits nachgedacht oder was ich gefühlt hatte. Aber nie hatte ich es bisher so ganz unmittelbar erfahren von einem Pferd. Ich habe lange zugehört, und wir standen lange da. Allmählich habe ich gespürt, dass das, was er mir sagen wollte, zum Ende kam. Er hat mir eine Botschaft an seine Besitzerin mitgegeben und alles war gut.

Ich konnte seiner Besitzerin sagen, dass er sich durch den Tod seiner Seelengefährtin verändert hat. Dass er jetzt eine andere Wahrnehmung hat und dass er jetzt eine andere Sprache spricht. Und dass er sich mit ihr – der Besitzerin – nicht mehr in der alten Sprache unterhalten könne. Und dass er sich ihr jetzt in dieser neuen Sprache zeigen würde, wenn sie aufmerksam wäre, wenn sie ihm zuhören würde. Das war eine wunderschöne Geschichte, die die Beziehung zwischen Kasim und seiner Besitzerin auf sehr positive Weise verändert hat. Sie wurde viel inniger, und seine Besitzerin hat gelernt, ihm besser zuzuhören. Sie hat Harmonie gefunden, weil Kasim sie sehr geliebt hat. Und sie fand mit ihm großes Glück.

Ich glaube, dadurch, dass Kasim mir dieses Wesen, seine Essenz, zeigen konnte, dadurch, dass ich ihm zuhören und ihn verstehen konnte, dadurch konnte er ins Leben zurückkehren, seinen Weg wiederfinden und durch seine Trauer hindurchgehen. Dadurch konnte er wieder lebendig werden, wieder anfangen zu fressen. Und ganz viele Probleme, die entstanden wären, wenn er darin steckengeblieben wäre, konnten gelöst werden.

Viele Pferde sind in solchen Situationen gefangen. Und es ist für sie sehr hilfreich, gesehen zu werden, sich mitteilen zu können, sich austauschen zu können mit einem Menschen, und ihre konkrete Botschaft an den Menschen weiterzugeben. Das teilen zu können, ist sehr wichtig und wertvoll für die Pferde. Dadurch können wir viele Krankheiten bei Pferden verhindern oder auch auflösen.

Ich möchte dir noch eine weitere Geschichte erzählen. Die hat mit dem Problem zu tun, ein Pferd zu transportieren, es in einen Pferde-Anhänger hineinzubewegen. Das ist oft sehr herausfordernd, weil Pferde als Fluchttiere große Angst davor haben, in engen Räumen eingesperrt zu sein und nicht fliehen zu können. Es gibt verschiedene Techniken, wie man ein Pferd in einen Anhänger hineinbewegen kann. Aber letztendlich ist das Pferd immer stärker als der Mensch. Oftmals greifen Pferdebesitzer dann zu Druckmitteln, die das Vertrauen des Pferdes zerstören, oder das Pferd wird medikamentös ruhiggestellt, was man ja im Grunde nicht will. Ich kenne viele Geschichten, in denen eine Kommunikation mit dem Pferd die Anwendung von Gewalt erspart hat und in denen dieses In-Kontakt-Sein mit dem Pferd dazu geführt hat, dass das Pferd leicht in den Hänger gegangen ist. Eine solche Geschichte möchte ich dir erzählen.

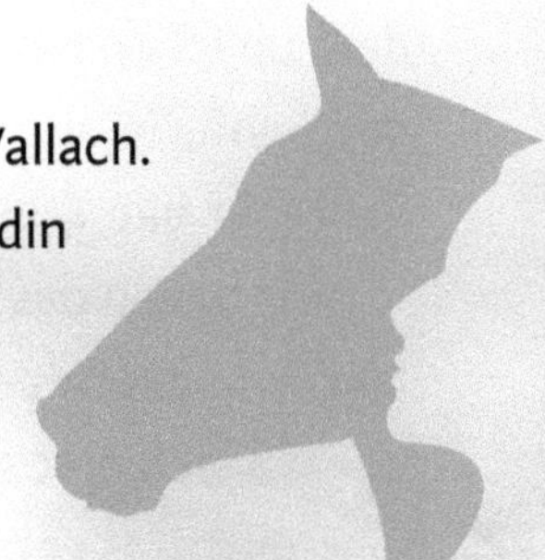

Salim

Es ist die Geschichte von Salim, einem arabischen Wallach. Ich habe diesen Wallach zusammen mit einer Freundin gekauft, bin also die Miteigentümerin. Wie es dazu kam, ist ein wichtiger Teil dieser Geschichte. Wir haben ihn auf einer Zuchtfarm gefunden, wo er alleine auf einer Weide stand. Die Besitzerin wollte ihn verkaufen, weil sie keine anderen Pferde hatte, zu denen sie ihn dazustellen konnte. Sie hatte auch keine Trainerin, die Zeit für ihn hatte. Auch sie selbst hatte keine Zeit für dieses Pferd. Das Pferd war jung, es brauchte eine Aufgabe. Es war ein sehr hochwertiges Pferd aus einer sehr hochwertigen Zucht, und es waren schon viele Interessenten da gewesen, die den Wallach kaufen wollten. Aber alle diese Menschen hatten der Besitzerin nicht gefallen. Sie wollte, dass das Pferd wirklich in gute Hände kam. Sie hatte die Arbeit meiner Freundin kennengelernt, die eine ähnliche Arbeit macht wie ich. Sie hatte den Hof gesehen. Sie hatte gesehen, wie die Pferde dort leben, in einer Herde, und wie dort mit ihnen umgegangen wird. Und das hat sie sehr berührt.

Meine Freundin hatte aber eigentlich keinen Platz für dieses Pferd und auch nicht die finanziellen Mittel, ein so teures Pferd zu kaufen. Wir sind trotzdem hingefahren, haben das Pferd angeschaut und es bewegt, um es kennenzulernen. Und wieder hat die Besitzerin gesehen, wie wir mit dem Pferd umgehen. Da hat sie uns von all den Menschen erzählt, die sich für das Pferd interessiert hatten und mit diesem Pferd im Leistungssport Geld verdienen wollten. Sie hatte es nicht fertiggebracht, das Pferd an diese Menschen zu verkaufen.

Wir haben dann einen Preis verhandelt, und dieser lag weit unter dem üblichen Niveau für ein solches Pferd. Das hat bedeutet, dass diese Züchterin aus Liebe zu diesem Pferd ein großes finanzielles Opfer gebracht hat.

Wir haben das Pferd am nächsten Tag abgeholt. Ich habe mir überlegt, wie das mit dem Transport wohl gehen könnte. Ich wusste, dass der Wallach erst einmal in seinem Leben in einem Anhänger gefahren war, und dass er mit dem Anhänger an einen Ort gebracht worden war, wo es ihm vorübergehend nicht gut ging.

Ich habe versucht, mit dem Tier Kontakt aufzunehmen und ihm zu schildern, was auf ihn wartete, wenn er in den Hänger stieg. Habe ihm von seinem neuen Leben erzählt, mit Pferde-Freunden in einer Herde.

Zuvor an diesem Morgen war ich noch in die Herde gegangen und hatte mit allen Herdenmitgliedern Kontakt aufgenommen. Ich habe ihnen erzählt, dass ein neues Pferd käme, dass es für dieses Pferd eine große Veränderung bedeute und dass es wichtig sei, dass das Pferd gut aufgenommen wird.

Ein Wallach kam auf mich zu und hat mir gesagt, dass er sich freue und dass Salim willkommen sei. Das alles habe ich wiederum Salim erzählt.

Als wir ihn abholen kamen, stand er auf der Weide. Wir haben seinen Namen gerufen, ihm gesagt, dass ein neues Leben auf ihn wartet. Und er kam in Galopp vom anderen Ende der Weide herangeprescht, mit großen, neugierigen Augen. Wir haben ihn aufgehalftert, aus der Weide heraus und in den Hänger geführt. Und ohne dass man ihm irgendein Zeichen, nicht einmal eine Energie schicken musste, ist er, ganz einfach, ganz von selbst, in den Hänger hineingelaufen.

Wenn ich mir die Situation im Nachhinein vor Augen führe, glaube ich, dass die Tatsache, dass die vorherige Besitzerin aus Liebe zu diesem Pferd ein so großes Opfer gebracht hat, eine wichtige Rolle gespielt hat. Ebenso wie die Tatsache, dass meine Freundin und ich Ja gesagt haben zu diesem Pferd, weil wir gespürt haben, dass das passieren muss. Alles konnte so reibungslos funktionieren, weil ich den Wallach begleitet habe und er gemerkt hat, er ist willkommen, man freut sich auf ihn. Ich habe mich in ihn eingefühlt, versucht, seine Situation zu verstehen, versucht, ihn zu sehen. Ich glaube, all das hat es ihm erleichtert, ihm Mut gemacht, Vertrauen geschaffen. Und es hat dazu geführt, dass er so leicht in den Hänger gestiegen ist.

Das sind zwei Beispiele, die ich dir erzähle, damit du, wenn du in eine schwierige Situation mit einem Pferd kommst, ebenfalls versuchst, diese Situation genauer anzuschauen und Kontakt aufzunehmen zu deinem Pferd. Versuche zu fühlen, wie sich dein Pferd fühlt.

Ich möchte dir das Vertrauen mitgeben, dass diese Gefühle, die du dann wahrnimmst, stimmen. Du lernst zu unterscheiden, was zu dir gehört und was zu deinem Pferd. Vertraue darauf, dass du spüren kannst, wie die Energie des Pferdes zu dir kommt und wie in dieser Energie bestimmte Gefühle enthalten sind, bestimmte Worte, bestimmte Wünsche. Worte, die du manchmal hören kannst oder auch einfach als Gefühl wahrnehmen kannst. Du kannst darauf vertrauen, dass du antworten kannst, und dass du dann wiederum neue Antworten bekommst. Damit öffnest du Türen und erleichterst die Situation für dein Pferd. Denn dadurch hat dein Pferd ein Gegenüber und fühlt sich gesehen. Das bedeutet für ein Pferd viel und du kannst dadurch eine Menge erfahren über Krankheiten und Schmerzen, auch über Futter, über Reiten und über Training.

Wenden wir nun den Blick den Menschen zu und wie sie von der Tierkommunikation profitieren. In den vielen Begegnungen zwischen Menschen und Pferden habe ich etwas beobachtet, das sehr erstaunlich ist: Ich habe gelernt, dass die Pferde das natürliche Bestreben haben, den Menschen in sein Gleichgewicht zu bringen, dem Menschen zu ermöglichen, Teil des Ganzen zu sein, gesund zu werden, zu heilen, kreativ zu sein, stark zu sein.

Ich habe das, je weiter ich in die Wildnis vorgedrungen bin, bei allen Tieren beobachtet. Es ist ein Grund-Bestreben der Natur, sich gegenseitig darin zu unterstützen, in die größte Kraft zu kommen, weil davon alle profitieren. Das ist etwas, was sich in der Menschenwelt teilweise umgekehrt hat. Die Menschenwelt hat eine starke Tendenz dazu, destruktiv zu sein, warum auch immer. Aber in der Natur findet man das nicht. Und wir selbst sind ja auch Natur. Daran erinnern uns die Pferde, und darauf möchte ich deine Aufmerksamkeit lenken. Die Pferde haben das natürliche Bestreben, Kontakt zu dir aufzunehmen, um dir zu sagen, wie du eine Situation lösen kannst. Wie du Frieden finden kannst, Harmonie in Beziehungen und mit dir selbst.

Ich möchte dir hier ein paar Beispiele geben. Und ich möchte dir anschließend auch wieder zwei Geschichten erzählen, die ich erlebt habe.

Die Themen, die in der Tierkommunikation mit Pferden auftauchen, haben zu tun mit Authentisch-Sein. Mit Präsent-Sein, mit dem Wahrnehmen dessen, was ist, mit Verbindung finden, Beziehung finden, mit Liebe, mit Einfühlung, mit Anteilnahme.

Als Erstes werden die Pferde sagen, dass du authentisch sein solltest. Dass du dir bewusst werden sollst über das, was du wirklich bist, über das, was du wirklich fühlst, jetzt im Augenblick. Dass du dich nicht verstellen und nicht irgendetwas überspielen solltest. Dass du dir nichts vormachen solltest, sondern, dass du die Realität erkennen sollst. Darauf werden sie dich aufmerksam machen. Einfach aus dem Grund, weil sie wissen, dass Illusionen immer eine Sackgasse und letztendlich selbstzerstörerisch sind, und dass das Wahrnehmen der Realität, dessen, was wirklich ist, immer heilsam ist. Sie werden dir sagen, dass du du selbst sein solltest. Dass du nicht versuchen solltest, jemand anderer zu sein oder eine Rolle zu spielen oder dir zu wünschen, dass du schöner, reicher, berühmter, älter, jünger oder sonst etwas gerne wärst. Sondern, dass du das bist, was du bist, in allem, was zu dir gehört. Nicht nur in deinen schönen Gefühlen, auch in deiner Angst, auch in deinem Ärger.

Das ist ein großes Thema, das Pferde dir zeigen und widerspiegeln, und manchmal ist es gar nicht so angenehm, weil sie uns oft Seiten zeigen, die wir verdrängt haben. Aber genau das kommt in der Tierkommunikation zum Vorschein. Pferde werden dir sagen, dass du deinen Raum wahren sollst, dass du nicht erlauben solltest, dass andere deine Grenzen überschreiten und dich verletzen, dich benützen, dich betrügen, dich manipulieren. Und Pferde werden dir auch immer zeigen, welchen Anteil du selbst daran hast. Sie werden dir immer ganz klar zeigen, dass du die Schuld nicht auf die anderen schieben kannst, sondern dass du immer ein Teil der Beziehung bist. Sie werden dir ein ganz klares Bild darüber geben, was der andere ist und was seine Motive sind, und auch ein Bild darüber, wer du bist und was deine Motive sind und warum du dich einlässt auf eine bestimmte Situation, obwohl du dir bewusst bist, dass die Situation vielleicht gefährlich oder aus anderen Gründen nicht gut für dich ist.

Pferde werden dir deine Selbstzweifel zeigen und sie werden dir zeigen, dass Selbstzweifel Illusionen sind. Dass sie Ausreden sind, Ausweichmanöver. Die Pferde werden dir deine Kraft zeigen, und dein Potenzial. Sie werden dir immer wieder sagen, nutze deine Kraft, stehe für dich ein, entfalte dein Potenzial, entwickle dich. Zeige, wer du bist, sei stark, werde stark. Und bring deine Stärke in die Welt, mache deine Stärke sichtbar, damit alle etwas davon haben.

Eines der schönsten Dinge, die Pferde dir zeigen, ist, dass du geliebt wirst, ohne dass du etwas leisten musst. Wir Menschen lernen schon sehr früh, dass wir bestimmte Dinge tun müssen, uns in einer bestimmten Weise verhalten müssen, damit wir geliebt werden. Pferde zeigen uns, dass wir geliebt werden für unser Wesen. Für das, was wir sind. Nicht für das, was wir leisten. Wir lernen mit den Pferden eine ganz andere Art von Liebe kennen, die sehr berührend ist. Eine Liebe, in der sich zwei Wesen begegnen, in der sich zwei Seelen begegnen. Eine Liebe, die ganz frei ist. Ohne Bedingungen, ohne Kontrolle, in der beide zusammen sind, weil beide zusammen sein wollen. Weil sie voneinander angezogen sind, weil sie sich gegenseitig etwas geben können.

Pferde werden dir vermitteln, dass du über dich selbst bestimmst und niemand sonst, und dass du das auch niemand anderem erlauben solltest. Dass du die Verantwortung für dich übernimmst und dass du die Freiheit hast, Entscheidungen zu treffen für dich in jeder Situation. Das finde ich besonders eindrücklich, denn Pferde leben in unserer Welt mit sehr vielen Einschränkungen ihrer Freiheit. Sie leben in Boxen, in Ställen, auf eingezäunten Weiden. Sie haben wenig Möglichkeit, über ihre Lebenssituation zu entscheiden. Und doch können sie in der Situation, in der sie sind, innerlich ganz frei sein, auch wenn sie äußerlich eingeschränkt sind.

All diese Themen übersetzen sich in bestimmte Dinge, die Pferde dir übermitteln, bestimmte Sätze, die sie dir übermitteln, und die ganz genau auf deine Situation zutreffen. Dazu möchte ich dir nun zwei Geschichten erzählen, die ich erlebt habe.

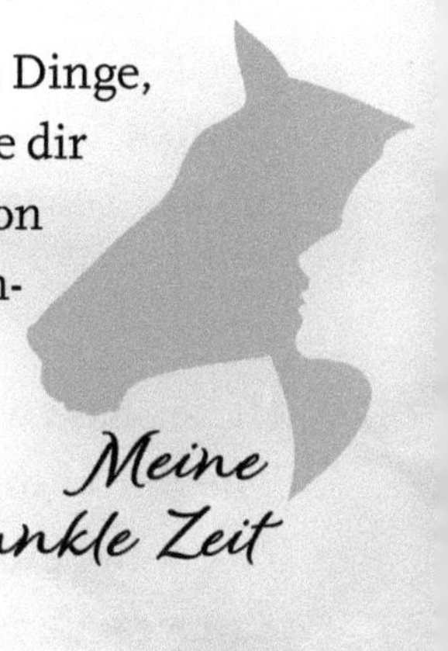

Meine dunkle Zeit

Es gab eine Zeit in meinem Leben, in der ich sehr verzweifelt war, und zwar existenziell verzweifelt auf allen Ebenen. Ich hatte meinen

Lebenspartner, mit dem ich 30 Jahre meines Lebens geteilt habe, verloren. Ich habe meine Lebenssituation verloren, in einer Familie mit meinen Kindern. Ich habe meine finanzielle Sicherheit verloren. Ich habe einen Teil meiner Gesundheit verloren. Ich war in einer Situation, in der nicht wusste, wie es weitergehen sollte. Ich war überflutet von Gefühlen, von Ärger, von Angst, von Traurigkeit. Sobald ich aufgewacht bin, begrub mich eine riesige Schlammlawine von Gefühlen, die ich nicht stoppen konnte.

In dieser Zeit bin ich viel mit meiner Stute spazieren gegangen. Ich wollte sie nicht reiten, ich wollte körperlich nicht zu eng mit ihr verbunden sein. Ich wollte nicht, dass sie all diese Gefühle mittragen musste. Und auf einem dieser Spaziergänge habe ich einen ganz klaren Satz von ihr gehört, und dieser Satz ist ein hervorragendes Beispiel dafür, wie Tierkommunikation funktioniert.

Weil dieser Satz ganz einfach war und daherkam wie ein Hauch, ganz unspektakulär. Aber er kam an, und ich wusste, dass er von ihr kam. Er traf wie ein Pfeil mitten in mein emotionales Chaos. Dieser Satz blieb hängen. Dieser Satz ging so tief, dass ich auch heute noch, immer, wenn ich emotional aufgewühlt bin, an diesen Satz denke. Er taucht jedes Mal auf, sobald ich in eine emotionale Mühle gerate, in einen Gefühlsprozess, der nicht wirklich mit der aktuellen Situation zu tun hat, sondern bei dem ganz viele alte Ängste mitspielen.

Dieser Satz war eine Befreiung für mich, und zwar eine so radikale Befreiung, als hätte jemand das ganze Chaos, die ganze Verzweiflung auf einen Streich verschwinden lassen, wie mit einem Zauberstab. Es war einfach alles weg, von einem Augenblick auf der anderen, nur durch diesen einen Moment mit meinem Pferd.

Und dieser Satz war: *„Es ist eigentlich nicht wichtig.“*

Ein ganz unspektakulärer Satz. Keine große philosophische Weisheit, bei der man um die Ecke denken muss. Ein ganz einfacher Satz: „Es ist eigentlich nicht wichtig.“ Nicht aus irgendeinem schlauen Buch, sondern von meinem geliebten Pferd, mit dem ich einen langen Weg gegangen war. In dem Moment, als der Satz bei mir ankam, wusste ich, dass dieser Satz für mich bestimmt war, dass dieser Satz meiner Heilung dienen sollte und dass das Bestreben dieses Satzes war, dass ich Ruhe und Frieden und mein Glück wiederfinden konnte. Dieser Satz hat mir erlaubt, alles loszulassen. In dem Moment, als er kam, konnte ich all diese Gefühle, die wie eine dunkle Wolke, wie ein schwerer Stein gewesen waren, einfach fallen lassen. Es war einfach alles verschwunden mit diesem Satz.

In diesem Moment wurde mir bewusst, dass meine Gefühle nichts wirklich bedeuteten. Dass es Reaktionen waren, verständliche Reaktionen, aber dass das alles nicht wirklich wichtig war. Ich hatte mich verfangen in Dingen, die nicht wirklich wichtig waren und vergessen, was wirklich wichtig war, und Tinnia hat mich daran erinnert. Ich konnte alles fallen lassen, ich war frei. Und als ich frei war, konnte ich sie wieder fühlen, und als ich sie wieder fühlen konnte, konnte ich auch wieder die bedingungslose Liebe fühlen. Ich konnte mein Wesen fühlen. Mein wahres Wesen jenseits der äußeren Situation, in die ich geraten war. Mein zeitloses Wesen, das mein Pferd kannte und in dem ich mit ihm verbunden war und immer sein werde.

Dieser eine Moment hat mein Leben für immer verändert. Und niemand anderer hätte mir das vermitteln können als mein Pferd.

Das Gefäss

Die andere Geschichte, die ich dir erzählen möchte, ist ein Beispiel für eine Zerreißprobe, eine der Situationen im Leben, in die wir immer wieder hineingeraten, und in denen wir uns entscheiden müssen, ob wir etwas Bestimmtes wollen oder etwas anderes.

Für mich ging es um die Frage, ob ich die Ausbildung bei Linda Kohanov, der Autorin von „Das Tao des Equus", einem bahnbrechenden Buch in der Pferdewelt, machen sollte. Das hätte bedeutet, viele Male nach Arizona zu fliegen, viel Geld zu investieren und meine Familie über längere Zeiträume allein zu lassen. Ich quälte mich mit allen möglichen Fragen: ob meine Familie das mitmachen würde, ob ich Menschen dadurch vernachlässigen würde, ob ich das Geld, das ich gegebenenfalls investieren würde, jemals zurückbekommen würde. Ob diese Ausbildung überhaupt das Richtige für mich war.

Alle diese Fragen hatten mich lange bewegt. Ich war immer wieder zu dem Schluss gekommen, dass ich diese Ausbildung nicht machen konnte, weil ich Kinder hatte, weil ich eine Familie hatte, weil ich das Geld nicht hatte. Und nicht zuletzt, weil ich ja schon eine sehr schöne Arbeit hatte. Weil ich außerdem die Ausbildung nicht wirklich brauchte und weil ich auch gar nicht wusste, wie ich je damit Geld verdienen sollte, weil ich kein wirklicher Pferdeprofi war und auch keine Therapeutin und kein Coach.

Und trotzdem kam die Frage immer wieder zurück. Trotzdem kam immer wieder diese Sehnsucht zurück und der Gedanke, doch nach Arizona zu fliegen und das zu lernen. Ich konnte es einfach nicht vergessen. Ich war in einer Zerreißprobe über Wochen, und ich kam nicht heraus. Eines Tages bin ich ausgeritten mit meiner Stute und ich habe ihr diese Frage gestellt: „Was soll ich tun? Soll ich diese Ausbildung machen oder nicht? Ich möchte es wirklich wissen, ich möchte, dass das jetzt ein Ende hat, endgültig. Ich schaffe es nicht, das zu beenden. Ich kann es vom Kopf her nicht entscheiden. Mein Verstand hilft mir nicht, ich brauche eine Antwort, die von woanders herkommt, aus der Seele. Aus dem Authentischen, aus dem Sein, aus meinem Sein. Ich brauche eine Antwort, egal wie sie ausfällt."

Was dann kam, war ein Bild. Ich habe vor meinem inneren Auge ein ganz deutliches Bild gesehen von einem Gefäß, einem goldenen, bauchigen Gefäß. Und der Satz und das Gefühl dazu war: „Das Gefäß ist zu eng."

Dieses Bild mit dem Satz „Das Gefäß ist zu eng" hat sie mir geschickt. Es war ganz eindeutig für mich, das war ihre Antwort. Ich wusste zuerst nicht, was das bedeuten sollte. Das Gefäß ist zu eng? Was war das für eine Antwort auf meine Frage? Das passte doch nicht zusammen!

Das ist ein schönes Beispiel dafür, dass du mit einem Pferd nicht reden kannst wie mit einem menschlichen Ratgeber, der dann Ja oder Nein sagt. Das Pferd führt dich zurück auf die Ebene deines Wesens, und gibt dir eine Antwort auf dieser Ebene. Und das kann eine Antwort sein, die für deinen Verstand nicht unbedingt Sinn ergibt, die dich aber sehr berühren kann.

Es hat ein wenig gedauert, bis ich die Antwort wirklich verstanden habe. Und es ging nicht darum, sie mental zu verstehen, sondern es ging darum, den Zugang zu finden zu diesem Gefühl. Dem Gefühl, dass das Gefäß zu eng ist. Ich habe mich in den nächsten Tagen selbst beobachtet und mich gefragt, wann ich das Gefühl hatte, dass etwas zu eng ist für mich. Und nach und nach verstand ich. Dass meine Welt zu eng für mich war, dass meine Sicht der Dinge zu eng für mich war. Dass meine

Lebenssituation und meine Gefühle zu eng waren. All das. Und schließlich wurde mir klar, dass mir diese Ausbildung die Möglichkeit geben würde, ein neues Gefäß für mich selbst zu finden, ein Gefäß, das nicht mehr zu eng sein würde.

Ich weiß immer, dass eine solche Botschaft von einem Pferd richtig ist, wenn ich merke, dass die Frage, mit der ich gekommen bin, aufhört. Genau das ist passiert. Ich habe aufgehört zu fragen. Die Zerreißprobe war vorbei, die Antwort war klar. Plötzlich war es ganz einfach, mich für die Ausbildung anzumelden. Es war auch einfach, das Geld aufzutreiben. Auch meine Familie hat zugestimmt. Der Weg war frei, es gab keine Hindernisse mehr. Der entscheidende Moment passierte, als dieses Bild kam von meiner Stute. Dieses Bild und der Satz „Das Gefäß ist zu eng".

Diese Beispiele sollen dir zeigen, wie Pferde mit uns sprechen und wie sie uns auf unserem Weg helfen. Und dass Pferde das Bedürfnis haben, für uns große Räume zu schaffen: Räume für unsere Seele, Räume für uns selbst. Räume, in denen wir wachsen können, in denen wir gesund werden und kreativ werden und in denen wir Gleichgewicht und Liebe finden.

Was kannst du jetzt tun? Wie kannst du ganz konkret einen solchen Kontakt mit einem Pferd aufnehmen?

Du kannst einfach Zeit verbringen mit deinem Pferd, dich zum Beispiel auf die Weide setzen oder in die Box stellen. Du kannst mit deinem Pferd spazieren gehen, irgendwo, wo du ungestört bist. Du kannst ausreiten oder in einer Halle oder auf einem Platz reiten. Oder du kannst Kontakt aufnehmen über die Ferne, wenn du bei dir Zuhause bist und an dein Pferd denkst und dich einfühlst in dein Pferd. Dann kannst du Fragen stellen. Und während du die Fragen stellst, achte darauf, dass du eine Verbindung fühlst zu dem Pferd. Dass deine Frage nicht aus dem Verstand kommt, sondern dass dein ganzes Wesen verbunden ist mit dem Pferd, und dass du das Wesen des Pferdes fühlen kannst. Achte darauf, dass die Antwort oder der Austausch aus der Beziehung kommt. Aus der Verbindung, die in dem Augenblick da ist, zwischen dir und deinem Pferd. Und wenn du dann ganz offen bist, so wie du es schon gelernt hast, und es ohne eine Erwartungshaltung zu dir kommen lässt, dann kannst du die Stimme der Pferde hören. Wenn du verstehst, dass sie zu deinem Herzen spricht und nicht zu deinem Verstand und dass sie für den Verstand vielleicht keinen Sinn ergibt, dann kannst du sie hören.

Du musst dir bewusst machen, dass das eine poetische Sprache ist, dass sie manchmal verschlüsselt ist, dass es manchmal Bilder sind, dass es manchmal einzigartige Sätze sind, die aber, wenn du da genauer hineinfühlst, einen tieferen Sinn haben. Und wenn du diesen tieferen Sinn erspürst, dann weißt du, es ist eine Botschaft der Pferde. Wenn du dann bereit bist, sie aufzunehmen ohne sie zu beurteilen, sondern sie einfach wirken zu lassen und zu schauen, was sie mit dir und mit deinem Leben machen, dann lernst du die Stärke, die Kraft der Tierkommunikation kennen. Dann verstehst du, welchen Nutzen sie für dich hat und was sie ganz konkret in deinem Leben bewirken kann. Für dich, für dein Pferd, für die Menschen um dich herum.

Dann wird diese Kommunikation, die dir Antworten gibt für die Fragen deines Lebens und für alles, was du mit deinem Pferd erlebst, irgendwann selbstverständlich für dich. Das wünsche ich dir von Herzen.

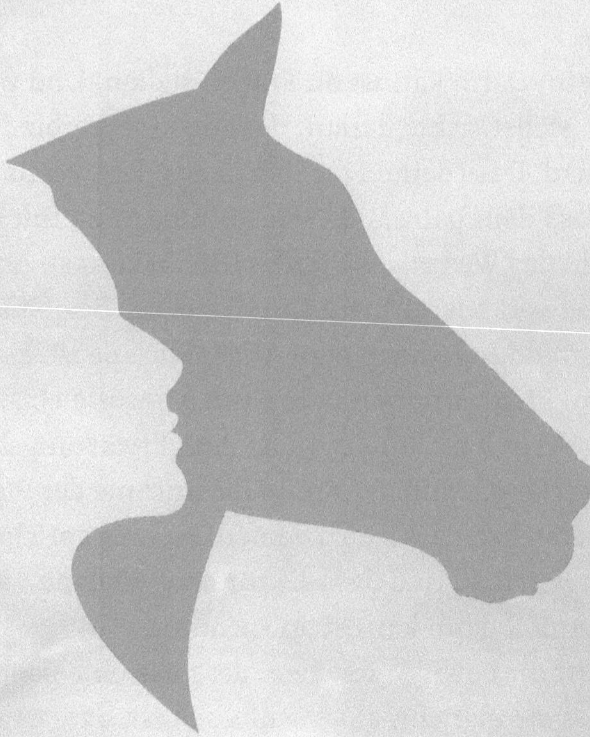

Kapitel 5

Empathie, Einfühlung – die Fähigkeiten, die Stimme der Pferde zu hören.

Was brauchen wir, um Empathie zu finden, was können wir von den Pferden über Empathie lernen und wie gehen sie damit um? Welche Herausforderungen treten dabei auf?

In diesem Kapitel geht es um Empathie, um Einfühlung, also um die Fähigkeiten, die wir brauchen, um die Stimme der Pferde zu hören, und darum, wie wir diese Fähigkeiten entwickeln können. Es geht auch um das, was wir von den Pferden über Empathie und Einfühlung lernen können, und es geht um die Herausforderungen, denen wir begegnen, wenn wir uns für die Empathie öffnen.

Zum Abschluss möchte ich dich einladen zu einer Meditation, bei der du einem Pferd begegnest und seine Stimme hören kannst. Ich möchte dich einladen zu einer ganz direkten Erfahrung der Kommunikation mit Pferden.

Was bedeutet Empathie? Was bedeutet Einfühlung? Pferde sind Herdentiere, und ich möchte dir zeigen, was das bedeutet. Pferde sind empathisch miteinander verbunden, das heißt, ihre Wahrnehmung ist auf die anderen Mitglieder der Herde ausgerichtet. Wenn ein Mitglied der Herde Angst empfindet, dann empfindet das Empfänger-Pferd dieselbe Angst. Das wiederum heißt, alle Herden-Mitglieder nehmen diese Angst wahr, und zwar körperlich. Diese Wahrnehmung dient ihnen dazu, so schnell wie möglich fliehen können, denn Angst ist ein Signal dafür, dass eine Bedrohung besteht. Jeder, der mit Pferden zu tun hat, weiß, wie schnell Pferde in Angst geraten können, und das ist für uns Menschen oft schwierig. Ein ängstliches Pferd neigt zur Flucht, es kann uns als Reiter oder Pferdemensch in Gefahr bringen. Deswegen ist es für uns sehr sinnvoll zu wissen, wie Pferde mit Angst umgehen und warum sie Angst haben.

Angst dient dem Überleben der Pferde, und sie ist nur eines der vielen Gefühle, die Pferde wahrnehmen, und zwar empathisch an anderen wahrnehmen, also auch an uns Menschen. Auch wir Menschen sind empathisch, auch wir können die Gefühle anderer wahrnehmen, aber diese Fähigkeit haben wir größtenteils verloren. Deswegen erschreckt es uns manchmal, wenn wir Gefühle empfangen, die wir gar nicht kennen und von denen wir gar nicht verstehen, wo sie herkommen – plötzlichen Ärger oder plötzliche Traurigkeit zum Beispiel. Häufig haben wir dann das Gefühl eines anderen aufgefangen. Und wir können es nicht so recht auseinanderhalten, wir wissen nicht so genau, ob es unser eigenes Gefühl ist oder das einer anderen Person. Genau das zu unterscheiden, lernen wir, wenn wir uns mit Empathie beschäftigen. Ein Pferd kann sehr gut die Gefühle eines anderen wahrnehmen und dabei trotzdem ganz bei sich bleiben. Das ist etwas, was für uns Menschen nicht so einfach ist.

Darauf werde ich später noch einmal eingehen, aber zuerst möchte ich dir zeigen, wie fein die Einfühlung von Pferden ist. Es gibt dieses bekannte Beispiel, dass ein Pferd über eine größere Entfernung wahrnehmen kann, ob ein Raubtier, zum Beispiel ein Berglöwe – der natürliche Feind des Pferdes – hungrig oder satt ist. Man kann sich vorstellen, wie fein die Wahrnehmung für so etwas sein muss.

Kann ich als Mensch über einen Kilometer Entfernung wahrnehmen, ob ein anderer Mensch hungrig oder satt ist oder ob er etwas von mir will, mich übervorteilen, mich manipulieren will oder etwas Ähnliches? Ja, wenn ich meine Intuition trainiere, dann kann ich das. Aber die allermeisten Menschen können das erst einmal nicht. Doch die Wahrnehmung der Pferde ist so fein, und genauso fein nehmen die Pferde auch uns wahr. Wenn wir einem Pferd begegnen, dann weiß das Pferd in allerkürzester Zeit genau, wie es um uns steht, wie unsere Körperspannung ist, wie unsere Gefühle sind. Auch unsere Gedanken, die sich in Energie ausdrücken, oder unser Bewusstsein. All das wissen die Pferde.

Wenn wir uns das bewusst machen, dann verstehen wir auch, warum Manipulation bei Pferden nicht funktioniert. Mit Manipulation meine ich zum Beispiel Folgendes: Wenn ich auf die Weide gehe, um ein Pferd aufzuhalftern, von dem ich weiß, dass es vor dem Halfter davonläuft, könnte ich auf die Idee kommen, das Halfter hinter meinem Rücken zu verstecken. Ich versuche das Pferd also zu täuschen. Das Pferd wird aber genau merken, dass ich eine verborgene Absicht habe.

Wenn du anfängst, Pferde genau zu beobachten, dann merkst du, dass Pferde sehr genau spüren, ob du sie manipulieren oder austricksen möchtest. Das ist der Grund, warum viele Trainingsmethoden nicht funktionieren: weil sie als Trick oder als Manipulation angewendet werden und nicht aus der Verbindung heraus geschehen.

Besser ist es deshalb, ich zeige das Halfter und gehe offen auf das Pferd zu. Ich sage dem Pferd: „Ich möchte dich aufhalftern, ich habe nur dein Bestes im Sinn. Ich möchte mit dir arbeiten. Ich möchte, dass du etwas lernst, was dir Selbstbewusstsein gibt, ich möchte Zeit mit dir verbringen, in der wir etwas Schönes teilen. Ich möchte dir etwas Neues zeigen." Und wenn ich dann die Grenzen des Pferdes achte, wenn ich bewusst wahrnehme, wann das Pferd Angst hat und warum, dann kann ich dieses Problem mit dem Halfter ganz gut lösen.

Ein anderes Beispiel ist das Thema Dominanz. In der Reiterwelt ist die Auffassung sehr verbreitet, dass man dominant auftreten und der Stärkere sein muss gegenüber einem Pferd. Wenn ich das genau anschaue auf der Ebene der Empathie, dann ist es so, dass das Pferd vom ersten Augenblick an weiß, wie stark ich bin. Das kannst du beobachten, wenn du siehst, wie ein und dasselbe Pferd auf jeden Menschen anders reagiert.

Wenn ich mit dem Glaubenssatz, dass ich stärker bin als das Pferd, an ein Pferd herantrete und wenn das Pferd spürt, dass ich energetisch schwächer bin, dass ich energetisch unterlegen bin, dass ich eine unbewusste Angst habe, dass ich körperlich angespannt bin, dass ich nicht ganz da bin, dann wird es sich niemals von meiner „Dominanz“ beeindrucken lassen. Ein Pferd weiß auch ganz genau, dass es stärker und größer und schneller ist als der Mensch. Es schließt sich trotzdem den Menschen an, wenn es Sicherheit findet, wenn es Verbindung findet, wenn es wahrgenommen wird. Und genau das üben und lernen wir mit der Tierkommunikation.

Mit einem Pferd als Gegenüber lerne ich wahrzunehmen, was ist. Das betrifft sowohl mich selbst als auch das Pferd. Ich arbeite also daran, mich selbst so wahrzunehmen, wie ich bin, und halte nicht an einem Bild von mir selbst fest, das nicht mit der Realität übereinstimmt. Ich lerne, mich als ganzes Wesen wahrzunehmen, in meiner körperlichen Verfassung, in der körperlichen Anspannung, die ich empfinde. Mich wahrzunehmen in meinen Gefühlen, auch in den unangenehmen, und meine Gedanken wahrzunehmen. Denn all das wird das Pferd ebenfalls als Energie wahrnehmen und auf genau das wird das Pferd antworten.

Wenn ich jetzt Empathie übe, dann versuche ich mich einzufühlen in mein Gegenüber. Ich kann mich in mein Gegenüber aber nur soweit einfühlen, wie ich mich in mich selbst einfühlen kann. Denn nur das, was ich bei mir selbst wahrnehmen kann, also der Umfang meiner eigenen Wahrnehmung und meiner Fähigkeit zur Wahrnehmung bestimmt das, was ich auch im anderen wahrnehmen kann. Nur das, was ich selbst fühle, kann ich im anderen fühlen. Nur das, was ich denke und glaube, kann ich im anderen sehen.

Ich habe ja dir die Geschichte von Kasim erzählt und dass er mir ein Bild geschickt hat, mit dem er mir mitgeteilt hat, dass er ein Engel ist. Ich wusste zuvor nicht, dass Pferde sich selbst als Engel wahrnehmen können, deswegen konnte ich es nicht an ihm wahrnehmen. Erst als meine Wahrnehmung sich geöffnet hatte für diese Möglichkeit, konnte ich das erkennen. Das ist eine Herausforderung, die auftaucht, wenn ich meine Einfühlung trainiere und mich dafür öffne, die Gefühle anderer wahrzunehmen.

Wenn man mit der Tierkommunikation anfängt, passiert es schnell, dass man sich sehr auf den anderen fokussiert. Man versucht zu hören, was der andere einem sagt, man versucht, die Antennen sehr fein einzustellen und Bilder und Worte zu empfangen. Dabei richtet man den Fokus ganz auf den anderen, auf das Pferd, und verliert dabei sehr leicht den Fokus auf sich selbst.

Deswegen es ist eine ganz wichtige Voraussetzung, dass wenn du dich bereit machst, etwas von einem Pferd zu empfangen, du dann gleichzeitig den Fokus auf dir selbst behältst. Aus genau diesem oben dargestellten Grund: Nur dann, wenn du wahrnehmen kannst, was du bist, wer du bist, was du fühlst, nur dann kann die Botschaft vom anderen bei dir ankommen. Nur dann kann beim anderen etwas in Resonanz gehen. Es ist keine einseitige Kommunikation, es ist kein einseitiger Kommunikationsfluss, es ist nicht etwas, was vom Pferd zu dir fließt. Es ist ein Austausch. Es ist eine Berührung, es ist eine Begegnung zwischen zwei Wesen. Und deswegen ist es so wichtig, dass auch du da bist, dass auch du dir bewusst bist über dich selbst in dem Augenblick, in dem die Kommunikation stattfindet.

Ich erzähle dir das, weil das einer der häufigsten Fehler ist, wenn man mit der Tierkommunikation anfängt und ich das bei ganz vielen Menschen antreffe, mit denen ich Tierkommunikation übe. Das ist auch mein größter Stolperstein, immer wieder.

Ein wichtiger Teil des Trainings in der Tierkommunikation hat eben damit zu tun, dass ich mich selbst wahrnehme. Deswegen machen wir die Persönlichkeitsentwicklung mit Pferden, weil die Kommunikation mit Tieren immer ein Austausch ist. In einem Austausch begegnen sich zwei Wesen und das, was sich nachher als Botschaft zeigt, ist immer ein Ausdruck der Beziehung, ein Ausdruck einer Begegnung zwischen zwei ganz individuellen Wesen, einem Menschen und einem Tier.

In einer Pferdeherde ist die Situation immer die, dass ein Pferd mit einem anderen kommuniziert oder empathisch verbunden ist; dass Gefühle hin und her fließen zwischen zwei Wesen, die beide gleich präsent sind. Pferde sind sehr präsent, und das heißt, sie sind anwesend im Augenblick, wachsam. Sie sind sich bewusst darüber, was im Augenblick geschieht, und wie sie sich im Augenblick fühlen. Da gibt es einen, der in einem Moment zum Beispiel Angst empfindet. Ein anderer wird von dieser Angst angesteckt oder empfindet diese Angst auf empathischer Ebene ebenfalls und antwortet darauf. Und darauf antwortet wiederum der, von dem die Angst ursprünglich ausging. Das heißt, es besteht ein beständiger Austausch, ein beständiges Fließen von Gefühlen, von Information, von Energie in einer Pferdeherde. Es ist ein Austausch, bei dem alle Wesen untereinander ununterbrochen in Verbindung sind. Und das ist genau das, was wir ebenfalls erreichen möchten mit einem Pferd.

Die Herausforderung ist also, zuerst einmal in diese hohe Präsenz zu kommen, damit wir die Botschaft, die Gefühle von einem Pferd empfangen können. Wir Menschen sind normalerweise nicht so präsent wie ein Pferd. Und in diesem Versuch, in die Empathie zu kommen mit einem anderen Wesen, verlieren wir uns leicht selbst. Deswegen muss man trainieren, bei sich zu bleiben, selbst so präsent zu sein wie ein Pferd. Damit man das, was das Pferd einem schickt, ganz unmittelbar auffangen und unmittelbar darauf antworten kann. So kann ein fließender Austausch entstehen.

Wenn ich mich öffne für diese Empathie, dann strömen plötzlich ganz viele Gefühle auf mich ein. Plötzlich nehme ich sehr viel wahr, was mir vorher verborgen war. Die allermeisten Menschen nehmen ihre Umwelt über den Verstand wahr, und somit über eine Interpretation, über eine bestimmte Erwartung oder ein bestimmtes Bild. Wenn du dich aber auf diesen Weg machst und all das übst, was dieser Kurs hier vermittelt, wenn du eine Herzenssprache lernst und lernst, offen zu sein für etwas, das zu dir kommt, wenn du lernst zu erkennen, wann eine Botschaft von einem Pferd stammt, und wenn diese Wahrnehmung zu einem Teil deines Lebens wird, dann nimmst du plötzlich viel mehr wahr als vorher. Und dann entsteht sehr leicht ein Gefühl von Überflutung.

Das liegt daran, dass du noch nicht dieselbe Präsenz hast wie ein Pferd und dir noch nicht völlig bewusst bist über das, was dein Wesen ausmacht. Du bist noch nicht ganz in deiner Essenz und nicht darin geübt, dich selbst ununterbrochen wahrzunehmen, wie ein Pferd es tut.

Das bedeutet: Du musst zum einen lernen, dich zu öffnen, um mehr wahrzunehmen vom anderen. Aber gleichzeitig musst du lernen, dich wieder zu schließen. Das ist ein ganz wichtiger Teil. Andernfalls läuft man Gefahr, in dieser Überflutung unterzugehen. Und das sage ich dir nicht als Theoretikerin, sondern als jemand, der diese Erfahrung unzählige Male selbst und bei

Klientinnen gemacht hat. Ich erlebe immer wieder, dass Klientinnen unter dieser Überflutung leiden und nicht wissen, wie sie sie abstellen können. Deswegen möchte ich dir sehr ans Herz legen, dass du auch lernst, wie du dich schließen kannst und für dich Möglichkeiten entdeckst, wie du diese feine Kommunikation wieder beendest.

Vielleicht kannst du spazieren gehen, den Ort wechseln oder deinen Fokus auf etwas anderes richten. Lenke dich ab, rufe jemanden an, konzentriere dich auf deinen Atem. Jeder findet andere Möglichkeiten. Es geht darum, dass du dich selbst beobachtest und dich fragst: „Wann kann ich wieder ganz bei mir sein, ohne dass ich den anderen spüre? Wann kann ich wieder ganz in meinem eigenen Raum sein? Ich ganz allein, nur ich und niemand sonst? Wie kann ich mich öffnen und die Gefühle von anderen einladen? Und wie kann ich dieses Tor wieder schließen? Wie kann ich wieder ganz zu mir zurückkommen?“ Das ist eine wichtige Voraussetzung. Wenn du diesen Boden verlierst, dann kann es passieren, dass du in Bereiche gerätst, wo du glaubst, dass du sehr verbunden bist, aber wenn du genau hinschaust, hast du dich verloren.

Deswegen ist ein ganz wesentlicher Teil des Übens Präsenz-Training. Präsenz-Training heißt: Ich bin ganz da. Es geht zuerst um mich. So wie im Flugzeug, wenn die Sauerstoffmaske runterfällt: Zuerst setzte ich sie auf mein Gesicht und dann helfe ich anderen. Es muss dir auch bewusst sein, dass die Botschaften, die du in der Tierkommunikation von anderen empfängst, für euch beide bestimmt sind.

Tierkommunikation ist zunächst einmal ein Austausch zwischen zwei Wesen, es ist eine Wahrnehmung: Ich nehme wahr, wer ich bin und ich nehme wahr, wer du bist. Und in dieser Wahrnehmung entsteht Vertrauen. Genau darum geht es. Es geht darum, dass ich dem Pferd vertrauen kann und dass das Pferd mir vertrauen kann. Das Pferd spürt, dass ich mich selbst wahrnehme, so wie ich bin. Und das Pferd spürt, dass ich das Pferd so wahrnehme, wie es ist. Dann kann das Pferd mir vertrauen, und dann entsteht ein tiefes Vertrauen als Basis für alles, was ich mit dem Pferd tue. Dieses Vertrauen ist das Wesentliche für ein Fluchttier und die Voraussetzung dafür, dass Angst sich auflöst oder gar nicht erst entsteht. Das ist der Sinn von Tierkommunikation: dass ich selbst immer mehr lerne, wer ich bin und wer das Pferd ist, dass ich immer mehr lerne, bei mir zu sein und dass das Pferd immer mehr ein Gegenüber hat, dem es vertrauen kann.

Es geht also immer um die Frage: „Wie scharf ist das Bild, das das Pferd sehen kann, wenn es meine Energie liest?" Ist das Bild getrübt, weil meine Wahrnehmung getrübt ist? Weil ich alle möglichen Annahmen über mich selbst und über die Situation habe, die nicht mit der Realität übereinstimmen? Es geht darum, wie das Pferd mich wahrnehmen kann als ganze Energie. Und das gilt auch, wenn ich Tierkommunikation über die Ferne mache, wenn ich in meinem Zimmer bin und das Pferd auf der Weide oder im Stall ist. Das Pferd wird mich immer als ganzes Energiewesen wahrnehmen. Das Pferd wird immer die Summe all meiner Wahrnehmungen wahrnehmen. Das Pferd wird immer gleichzeitig meine Körperspannung, meine Körper-Energie, meine Gefühle, meine Gedanken, mein Bewusstsein, mein ganzes „Ich bin" wahrnehmen. Und je mehr ich selbst dieses „Ich bin" wahrnehmen kann, desto mehr kann das Pferd mich wahrnehmen und desto mehr kann ich das Pferd wahrnehmen.

Ich möchte die wesentlichen Aspekte zum Thema Einfühlung und Empathie zum Abschluss noch einmal zusammenfassen: Das Pferd ist ein Herdentier, das immer sehr eng empathisch verbunden ist mit den anderen Herden-Mitgliedern, aber auch mit allem, was um es herum ist, also auch mit uns Menschen, mit anderen Tieren, mit Bäumen, mit Pflanzen, mit allem, was existiert. In alles hat das Pferd eine starke Einfühlung. Das Pferd bleibt aber gleichzeitig ganz bei sich. Das Pferd ist mit seiner Wahrnehmung immer in der Gegenwart.

Meditation

Jetzt möchte ich dich einladen zu einer Meditation. In dieser Meditation geht es um die Frage: „Wer bin ich und wer ist mein Pferd?"

Wenn ich mit einem Pferd spreche, dann spreche ich nicht mit irgendeinem „allgemeinen" Pferd, sondern ich spreche mit einem ganz individuellen, bestimmten Pferd, und dieses Pferd ist eine ganz eigene Persönlichkeit, genau wie ich selbst eine ganz eigene Persönlichkeit bin. Die Verbindung entsteht zwischen zwei Individuen, hier entsteht der Austausch und hier kannst du die Stimme des Pferdes hören.

Bitte richte deine Aufmerksamkeit ganz auf dich selbst und schau, wo deine Aufmerksamkeit hinwandert. Richte deine Aufmerksamkeit ganz bewusst auf deinen Körper. Was bemerkst du? Vielleicht Schmerzen, Anspannung oder auch Wohlgefühl? Vielleicht spürst du, dass sich dein Herz ganz von selbst öffnet oder öffnen möchte. Oder dass es sich verschließt. Und wenn du das Gefühl hast, ganz bei dir angekommen zu sein, dann lade ganz bewusst ein Pferd ein, das jetzt in diesem Augenblick bereit ist, mit dir zu sprechen. Warte ab, welches Pferd sich zeigt, sei ganz offen, ohne Erwartung. Welches Pferd möchte mit dir in Kontakt treten? Vielleicht sind es auch mehrere, du bist noch nicht ganz entschieden. Dann schau bitte, wie deine Aufmerksamkeit verteilt ist.

Schau bitte, ob du dich selbst immer noch gut wahrnehmen kannst. Gehe vielleicht wieder zu dir zurück, zu deiner Selbstwahrnehmung. Und dann schau wieder, welches Pferd kommen möchte. Und schau mal, wie es sich zeigt, vielleicht siehst du einen Kopf, einen Körper, eine bestimmte Zeichnung, einen bestimmten Ausdruck in seinen Augen. Und vertrau einfach auf dieses bestimmte Bild, dass du hast. Du stehst am Beginn eines Austausches. Und du weißt noch nicht, wohin der Weg führt. Sei neugierig und offen. Und vertraue darauf, dass das richtige Pferd zu dir kommt.

Geh wieder zurück zu deiner Selbstwahrnehmung. Verändert sich etwas in deiner Wahrnehmung? Vielleicht wirst du durchlässiger und weicher oder vielleicht spannt sich etwas an. Bleibe bei deiner Körperwahrnehmung und schau, was passiert, wenn du dich selbst wahrnimmst. Schau, was mit dem Pferd passiert. Vielleicht kommt es näher. Vielleicht wendet es sich ab. Vielleicht schaut es zu dir herüber, vielleicht ist es auch ganz nah.

Und dann spüre, ob da etwas in dir antwortet, vielleicht bemerkst du, dass sich dein Herz ein wenig öffnet. Vielleicht fühlst du deine Herzgegend intensiver. Vielleicht fühlst du deinen Solarplexus, deine Füße, deine Hände. Und schau wieder, ob du das Pferd wahrnehmen kannst, ob du es sehen oder spüren kannst als Energie, als Bewegung, vielleicht auch als Geruch. Oder als Neugier. Vielleicht kommt dann ein ganz unbekanntes Pferd zu dir, das du noch nie gesehen hast, aber du erkennst es ganz klar in seiner Farbe, in seiner Zeichnung, in seinem Ausdruck. Wenn das passiert, dann vertraue darauf. Jedes Mal, wenn du einem Pferd begegnest, tauchst du ein in etwas Geheimnisvolles. Vielleicht spürst du eine Berührung. Vielleicht spürst du, wie in dir ein Gefühl entsteht, von Freude oder auch von Traurigkeit.

Schau wieder, wie deine Aufmerksamkeit verteilt ist zwischen dir und dem Pferd. Kannst du dich wahrnehmen und zugleich das Pferd wahrnehmen? Bist du mehr zum Pferd hingezogen oder mehr zu dir? Probiere aus, ob du wahrnehmen kannst wie ein Pferd in einer Herde. Ob du ganz präsent bei dir sein und gleichzeitig den anderen wahrnehmen kannst. Es ist nicht einfach. Es ist für uns Menschen eine Herausforderung, aber je mehr wir es lernen, desto mehr fühlen wir uns verbunden und desto feiner können wir die Kommunikation wahrnehmen zwischen uns und dem anderen, dem Pferd.

Das Pferd, das mir gerade begegnet, hat mich eine Weile angesehen, ich habe seine Freude gefühlt. Jetzt hat es sich abgewendet und es läuft in eine bestimmte Richtung. Und ich habe das Gefühl, ich soll ihm folgen. Und das tue ich auch, es möchte mich irgendwohin führen, ich weiß noch nicht, wohin. Wie geht es dir, was passiert mit dem Pferd, dem du begegnest? Sucht es vielleicht deine Nähe? Schaut es in eine bestimmte Richtung? Sucht es dich vielleicht, und kann es dich finden?

Geh wieder mit deiner Aufmerksamkeit zu dir selbst und vertraue darauf, dass das Pferd dich finden kann, wenn du selbst dich findest.

Spüre dich selbst und schau, was mit dem Pferd passiert, wenn du dich selbst spürst. Nimm ganz bewusst deinen Atem wahr. Ich spüre jetzt, wie mein Pferd mich in eine große Freude einlädt. Ich sehe eine große breite Sonne wie ein neues Land, in das wir uns hineinbewegen. Ich fühle eine Freude, die sehr intensiv ist, die neu ist. Als wollte das Pferd mir sagen: „Schau mal, ich möchte dir zeigen, dass die Freude noch viel größer sein kann, als du sie bisher kennst." Ich merke jetzt, wie ein Gedanke in mir auftaucht, der sagt: „Nein, Ulrike, du darfst nicht so viel Freude empfinden, während andere Menschen traurig sind."

Ich frage dich jetzt, was passiert zwischen dir und dem Pferd, dem du begegnest? Welches Gefühl empfindest du? Und welcher Gedanke taucht vielleicht auf, der dir sagt, dass du dieses Gefühl nicht empfinden sollst oder darfst? Dass dieses Gefühl nicht richtig ist? Wenn du einen solchen Gedanken hast, dann lade ihn ein. Schicke ihn nicht weg, denn er ist ein Teil von dir. Und dann schau wieder, was das Pferd macht.

Ich sehe jetzt, dass das Pferd, das mich eingeladen hat, sich selbst kratzt, es kratzt sich mit den Zähnen am Bauch. Das ist ein Gefühl, als wolle es mir sagen: „Spür deinen Körper. Spür dich selbst, spür, wer du bist." Und ich spüre jetzt die Freude und ich spüre gleichzeitig den Gedanken, dass ich die Freude nicht haben darf, weil andere traurig sind. Und all das gehört zu mir. Jetzt geht mein Pferd weiter.

Was passiert mit deinem Pferd? Was passiert mit dir? Fühlst du die Verbindung? Fühlst du dich und das Pferd? Euch beide, euren Austausch? Wie ihr beide da seid in dieser Beziehung, du und das Pferd? Du bist ganz da und das Pferd ist ganz da.

Ich bin jetzt neugierig, ich möchte wissen, wer mein Pferd ist. Das Pferd, das mir begegnet ist, ist mir nämlich unbekannt. Ich möchte es besser kennenlernen und ich möchte dich ebenfalls einladen, das Pferd, das dir begegnet ist, besser kennenzulernen. Frag dein Pferd, was es dir gerne zeigen möchte über sich selbst. Frag dich selbst, was du dem Pferd gern zeigen möchtest über dich. Vielleicht möchtest du ihm etwas zeigen, was du Menschen nicht zeigst, oder nur sehr wenigen Menschen. Etwas, das dir vielleicht ein wenig Angst macht. Oder etwas, bei dem du denkst, du bist größenwahnsinnig, oder du bildest es dir nur ein. Das Pferd möchte dich gerne sehen in deiner Ganzheit, in allem, was du bist, denn dann findet es Vertrauen zu dir. Dann wird das Bild klar, das das Pferd von dir hat. Zeige dem Pferd etwas, das vielleicht verborgen ist an dir.

Zeige ihm etwas, das ein klares Bild von dir hervorbringt, ein klares Bild, sodass das Pferd dich spüren kann in deiner Ganzheit. Und während du dich selbst fühlst in deiner Ganzheit, schau, ob du jetzt das Pferd wahrnehmen kannst in seiner Ganzheit. Vielleicht kannst du jetzt etwas sehen, was du vorher nicht gesehen hast.

Das Pferd, dem ich begegnet bin, ist jetzt stehengeblieben. Es möchte nicht mehr weitergehen, es ist in einer großen Ruhe angekommen. Und ich kann jetzt den ganzen Weg sehen. Ich kann sehen, dass es diesen Aufbruch gebraucht hat, diese Bewegung und diese Wanderung in ein ganz neues Land. Das Pferd und ich sind jetzt in einer großen Ruhe angekommen, wo es keine Bewegung mehr braucht.

Ich fühle eine sehr tiefe Verbindung, und die Freude, die das Pferd in mir geweckt hat, ist jetzt ganz frei. Ich kann sie ganz empfinden. Ich lerne jetzt, dass Pferde Freude empfinden, auch wenn sie ganz still sind. Wenn sie nur dastehen, in die Ferne schauen oder grasen. Dann ist da diese große Ruhe und in dieser großen Ruhe liegt eine große Freude. Das ist das, was ich heute von dem Pferd lerne, dem ich begegnet bin, und ich frage dich: Was lernst du heute?

Wie verhält sich das Pferd, dem du begegnest, auch wenn du es vielleicht nicht sehen kannst? Du kannst doch vielleicht seine Energie spüren. Du kannst spüren, ob es aufgeregt oder ruhig ist, ob es Angst hat oder traurig ist. Wie antwortest du darauf? Was passiert mit dir? In dieser Beziehung, in dieser Verbindung? Kann das Pferd dich jetzt ganz fühlen, so wie du bist? Ohne dass irgendetwas verborgen ist? Und wie fühlt sich das an? Und welches neue Gefühl, welchen neuen Zustand hast du durch diese Begegnung zwischen dir und diesem Pferd kennengelernt? Wie kannst du das Wesen dieses Pferdes wahrnehmen?

Ich bin heute einem Pferd begegnet, das ein großer Lehrer der Freude ist, der Freude, die in der Ruhe liegt. Ich habe meinem Pferd gezeigt, dass ich Angst habe diese Freude zu empfinden, während andere traurig sind. Was hast du heute gelernt über das Pferd, dem du begegnet bist, worin ist dieses Pferd dein Lehrer? Und was konntest du diesem Pferd heute zeigen über dich? Und wie fühlt sich die Verbindung zwischen dir und dem Pferd jetzt an? Kannst du immer noch ganz bei dir sein und gleichzeitig ganz bei dem Pferd? Und kannst du die Verbindung fühlen, diese besondere Verbindung zwischen dir ganz persönlich und dem Pferd ganz persönlich, jetzt, in diesem Augenblick? Eine Begegnung, eine Berührung, in der ihr beide etwas Neues wahrgenommen, etwas Neues gelernt habt?

Dann bitte ich dich, die Begegnung zu beenden, ganz bewusst. Lass das Pferd spüren, dass diese Begegnung jetzt beendet ist, dass du dich verabschiedest, ganz sanft. Dass jeder von euch beiden wieder in seinem Raum gehen kann. Vielleicht möchtest du ihm Danke sagen, vielleicht möchte sich das Pferd auf seine Weise verabschieden. Ihr seid euch begegnet und jetzt verabschiedet ihr euch. Und dann kommst du wieder ganz zu dir selbst zurück, in deine Gegenwart.

Nimm dir nun Zeit, etwas aufzuschreiben über deine Begegnung. Etwas, was du gelernt oder erfahren hast. Etwas, was dich berührt hat. Wenn du es aufschreibst, dann bleibt es in deiner Erinnerung. Du kannst es später nachlesen, und ist es wirksamer und nachhaltiger. Auf diese Art kannst du viele solcher Begegnungen und Botschaften für dich sammeln, kannst du die Schritte, die du machst, und die immer feineren Begegnungen mit den Pferden später nachlesen. Dann kannst du den Weg entdecken.

Platz für deine Gedanken

Dies ist das Ende des fünften Kapitels, und damit ist auch das erste Level abgeschlossen, die Grundvoraussetzung für die Tierkommunikation. Das ist ein guter Zeitpunkt, noch einmal zusammenfassen, was du bis hierher gelernt hast.

Bitte prüfe für dich, ob du all das verstanden hast, indem du einen Haken daran setzt.

☐ Du hast gelernt, dass die Kommunikation mit Pferden eine Herzenssprache ist.

☐ Du hast gelernt, offen zu sein und die Dinge auf dich zukommen zu lassen.

☐ Du hast gelernt, wie du die Stimmen der Pferde erkennen kannst.

☐ Du hast gelernt, die Dinge ganzheitlicher anzuschauen.

☐ Du hast gelernt, was Empathie ist und wie du damit umgehen kannst.

☐ Alle diese Fähigkeiten kannst du üben. Und je mehr du sie übst, desto feiner wird deine Wahrnehmung werden. Mit diesen Fähigkeiten wirst du die Stimmen der Pferde immer feiner hören, du wirst immer mehr Verbindung finden und immer mehr Vertrauen. Die Pferde werden zu deinen Lehrern werden. Sie werden dich lehren, authentisch zu sein, verbunden zu sein, in der Gegenwart zu leben. Und alles zu fühlen ohne Urteil.

Im zweiten Level der Tierkommunikation wirst du dann lernen, wie du Zugang zu deiner Intuition findest, zu einer Wahrnehmung jenseits der fünf Sinne. Und wie du lernen kannst, deiner Intuition zu folgen, so wie Pferde es tun. Wie du dadurch dein Leben lebendiger und stärker machen kannst. Du wirst lernen, mit Angst umzugehen, so wie Pferde als Fluchttiere es tun, denn jedes Lernen, jedes Wachstum hat mit Angst zu tun. Du wirst erfahren, wie du diese Angst zu einem Freund machen kannst, zu etwas Nützlichem, zu einem kreativen Elixier.

Du wirst lernen, wie du ganzheitlich leben kannst, wie du Außen und Innen zusammenbringen kannst, deine Innen-Wahrnehmung und deine Außen-Wahrnehmung, so wie Pferde es tun, die gleichzeitig ihre Umwelt genau wahrnehmen und beobachten und von innen heraus handeln. Wie du selbst immer mehr in Verbindung sein kannst mit Pferden, mit Menschen, mit Tieren, mit Lebewesen, mit dir selbst. Und wie dein Leben dadurch runder wird, friedlicher, harmonischer. Wie deine Beziehungen erfüllender werden, wie du authentischer wirst, wie du Schritt für Schritt wachsen kannst. Du wirst sehen, wie die Pferde dir all das zeigen können, und erfahren, wie sie zu dir sprechen, zu dir ganz persönlich. Du wirst Zugang finden zu neuen Bewusstseins-Ebenen. Zu einer Spiritualität, die aus der Natur kommt. All das werden die Pferde dich lehren.

Jetzt wünsche ich dir, dass du das Gelernte anwenden kannst, zusammen mit deinem Pferd. Dass du seine Stimme wirklich hörst, dich leiten lässt und dabei viel Freude hast.

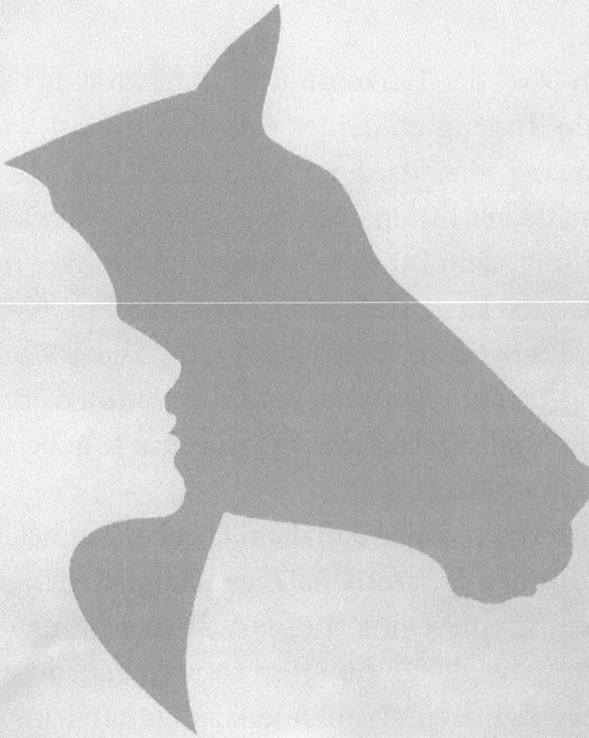

Kapitel 6

Intuition – wie kann ich sie wahrnehmen und wie kann ich ihr folgen?

Was ist Intuition überhaupt?

Unser Thema in diesem Kapitel ist Intuition. Wie kann ich meine Intuition wahrnehmen und wie kann ich ihr folgen? Was ist Intuition?

Intuition ist ganzheitliche Information. Das heißt, sie ist eine Information, die nicht nur aus unserem Verstand kommt, sondern auch aus unseren Gefühlen, aus unserer Körperwahrnehmung und aus dem allgemeinen Bewusstseinszustand, in dem wir uns befinden. Intuition ist das, was sofort da ist. Wir alle haben Intuition. Wir nehmen die Welt um uns herum nicht nur durch unsere fünf Sinne wahr, sondern durch unseren ganzen Körper, über unsere Gefühle, über Gedanken, über ganz viele Wege. Und Intuition ist das Gesamtbild.

Pferde haben, wie alle Tiere, eine sehr gute intuitive Wahrnehmung. Bei uns Menschen ist die Intuition oft blockiert. Wir besitzen durchaus diese Fähigkeit, sehr fein wahrzunehmen. Aber wir haben gelernt, unsere Wahrnehmung in erster Linie auf den Verstand zu richten. Das heißt, wir interpretieren und bewerten

Dinge, die passieren, vor allem mit unserem Verstand und haben dabei verlernt, Gefühle wahrzunehmen. Wir haben verlernt, über unseren ganzen Körper wahrzunehmen. Wir haben unsere Spiritualität in unserer Kultur nicht sehr gepflegt.

Wenn wir einem Pferd begegnen, seine Stimme hören und mit ihm in Austausch treten wollen, dann geschieht dies auf der intuitiven Ebene, denn auf dieser Ebene nehmen die Pferde uns wahr, ganzheitlich: als ganzes Wesen, als Energie, die sich aus unendlich vielen Informationen zusammensetzt. Das heißt, wenn wir diese Art der Kommunikation mit Pferden üben, dann wird unsere Intuition aktiviert. Das passiert für jeden Menschen auf eine andere Art und Weise, weil jeder Mensch anders veranlagt ist. Aber was du erleben wirst, ist, dass bestimmte Bereiche deiner Wahrnehmung quasi aufgeweckt werden. Dass du plötzlich mehr wahrnimmst, aber nicht über die üblichen Kanäle, sondern auf andere Art und Weise, zum Beispiel eben empathisch, intensiver und feiner.

Du wirst lernen, deinen Körper besser wahrzunehmen, denn auch zu deinem Körper werden die Pferde sprechen. Die Pferde werden dir zeigen, wo deine Körper-Energie im Ungleichgewicht ist. Auch deine Spiritualität wird durch die Pferde berührt, weil die Pferde sehr verbunden sind mit dem großen Ganzen. Das, was auch in Religionen und in spirituellen Lehren ausgedrückt wird, diese Verbindung zum großen Ganzen, dieses Geborgensein darin, auch das werden die Pferde in dir wecken. Sie werden dir zeigen, wo sich für dich dort neue Räume öffnen können, neue, tiefe Erfahrungen.

Wie kannst du deine Intuition nun schulen? Das Beste, das du tun kannst, ist, dass du, wenn du eine solche Intuition empfängst, ihr folgst. Du hast bestimmt schon erlebt, wie die Intuition zu dir gesprochen hat. Wie du das Gefühl hattest, etwas Bestimmtes tun zu müssen, jemanden anzurufen zum Beispiel. Oder du bist im Internet auf etwas gestoßen und hattest plötzlich das Gefühl, das ist genau richtig. Diese Information ist speziell für mich. Oder du hattest das Bedürfnis, an einen bestimmten Ort zu fahren. Manchen Leuten passiert es auch, dass sie ein Buch aus dem Schrank ziehen, es aufschlagen, und da steht etwas, was ganz wichtig ist.

Das sind alles Intuitionen, denen wir folgen. Je mehr deine Intuition durch dieses Training geweckt wird, desto mehr solcher Intuitionen wirst du wahrnehmen, desto häufiger werden solche Aufforderungen der inneren Stimme vorkommen. Du hörst sie dann zwar, aber oft kommt gleich danach so etwas wie: „Das geht nicht, das ist unmöglich, ich habe nicht genügend Kraft oder Geld“, oder: „Das passt jetzt nicht in meinem Leben.“

Und hier beginnt die Herausforderung. Deswegen ist der Weg mit den Pferden auch ein Weg der Herausforderung. Denn wenn du dieser Stimme folgst, dann wirst du auf etwas treffen, was dein Leben erweitert. Du wirst neue Räume entdecken. Du wirst neue Menschen entdecken, du wirst neue Arten von Beziehungen entdecken. Du wirst neue Arten entdecken zu arbeiten, zu essen, dich zu bewegen, für dich zu sorgen. Und die Intuition wird dabei zu dir sprechen, und wenn sie aus dem Ganzen kommt, so wie die Stimme der Pferde, dann wird sie dich in die Ganzheit führen. Das ist das Schöne. Du wirst zu einem ganzheitlichen Menschen. Du fängst an, dich als Ganzes wahrzunehmen, du wirst „rund“.

Wenn nun eine solche Intuition kommt und du ihr folgst, dann wirst du merken, dass die Intuition stärker wird. Das heißt, du wirst anfangen, die Stimme der Pferde klarer zu hören. Und die Stimme der Pferde wird dir helfen, Entscheidungen zu treffen. Aber letztendlich – und das ist sehr wichtig – bist du es, die die Entscheidung trifft. Du entscheidest, ob du der Intuition folgen möchtest oder nicht. Das ist zum einen eine große Freiheit für dich, aber auch eine Verantwortung.

Ich möchte das noch einmal ausdrücklich betonen: Du hast die Verantwortung für deine Entscheidungen. Wenn du eine Intuition empfängst und dich nicht gut damit fühlst, dann bist du vollkommen frei, ihr nicht zu folgen. Und du kannst dich vor der Verantwortung auch nicht drücken und sagen: „Das Pferd hat gesagt, ich soll da und da hingehen oder das und das tun. Ich habe es gemacht, ich bin reingefallen." Du kannst es nicht auf das Pferd schieben oder auf irgendetwas anderes, was von außen kommt. Am Ende hast du die Verantwortung für dein Leben und für dich und für die Entscheidungen, die du triffst.

Das ist eine große Freiheit, die wir haben. Und in dieser Freiheit lernen wir zu entscheiden, ob wir eine Intuition annehmen wollen oder nicht. Wir lernen den Mut, Intuition anzunehmen, und in den allermeisten Fällen, vielleicht zu neunzig Prozent, sind unsere Intuitionen richtig und gut. Aber eben nicht alle. Es ist nichts Hundertprozentiges, bei dem wir uns mit verschränkten Armen bequem zurücklehnen können. Es ist immer noch ein Spielraum da, es ist immer noch Raum für Entscheidungen. Aber in den meisten Fällen ist diese Intuition auf unser Wohlergehen ausgerichtet, und auch auf das Wohlergehen aller anderen, mit denen wir zu tun haben.

Der Weg besteht darin, auf die Intuition zu hören, ihr zu folgen (oder manchmal eben auch nicht), die Erfahrung zu machen und dann zu schauen, was passiert ist und was es dir genutzt hat. So üben wir mit der Zeit, diese intuitive Stimme besser zu verstehen. Manchmal bekommt man be[illegible] merkt erst später, dass sie ganz anders

Ich möchte dir eine Geschichte über eine solche Intuition erzählen und wie sie mir geholfen hat, eine schwierige Entscheidung zu treffen.

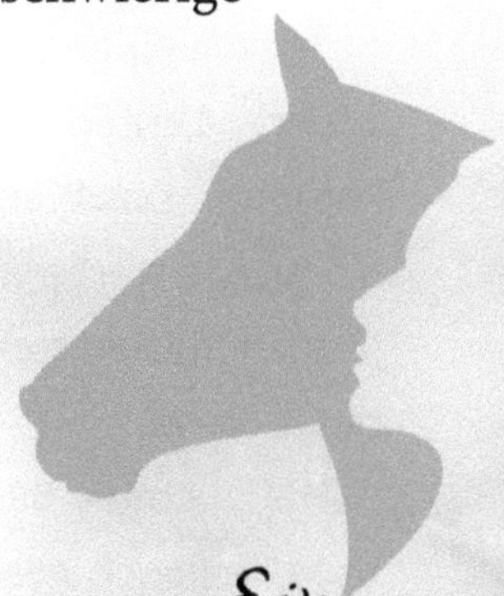

Ein kranker Freund

Es gab vor einiger Zeit in meinem Leben jemanden, der mir sehr wichtig war und den ich sehr geliebt habe. Er war ein guter Freund, der sehr krank war. Es war überaus schwer für mich, das mit anzusehen. Ich konnte das nicht loslassen, ich war in seinem Schmerz vollkommen mitgefangen. Ich musste schließlich akzeptieren, dass ich da einfach involviert war. Das war meine persönliche Situation.

Ich bin dann während dieser Zeit eines Nachmittags auf einen Pferdehof gekommen. Die Besitzerin eines Pferdes hatte mich gerufen. Das Pferd war alt und schwer krank. Die Besitzerin war vollkommen aufgelöst. Sie war verzweifelt, weil sie nicht wusste, wie sie handeln sollte. Sie konnte sich nicht durchringen, den Tierarzt anzurufen, um das Pferd einschläfern zu lassen. Aber das Leiden mit anzusehen war für sie auch kaum erträglich. Ich konnte sie so gut verstehen. Und ich habe immer wieder gedacht: „Das ist so passend." Das ist ein gutes Beispiel dafür, dass du, wenn du der Intuition folgst, in Situationen kommst, die dir helfen.

Ich habe dann mit dem Pferd Kontakt aufgenommen und habe seinen Schmerz und seine Traurigkeit gefühlt. Ich habe auch gespürt, dass es den Schmerz der Besitzerin gefühlt hat, den diese nicht loslassen konnte. Auch meine eigene Traurigkeit und meinen Schmerz habe ich gefühlt. Das kann man, wenn man sich darauf einlässt, in den Raum der Pferde einzutreten. Weil sie einfach so frei sind, das zu fühlen, was wirklich da ist. Und nachdem alle Gefühle da waren, hat das Pferd mir gesagt: „Ich bin okay."

Diesen einen Satz: „Ich bin okay." So ist er bei mir angekommen. Bei anderen Leuten wäre er vielleicht in einer anderen Formulierung angekommen. Das Pferd hat mir gesagt: „Ich bin alt, ich habe Schmerzen, ich werde sterben. Es ist okay." Und ich habe dieses tiefe Gefühl empfunden, diesen tiefen Frieden, in dem das Pferd sich mit seiner Situation befand.

Als mich die Besitzerin anschließend gefragt hat, was sie nun tun solle, habe ich gesagt: „Lass deine Angst los, dass du etwas Falsches tun könntest. Was auch immer du tust, ist okay. Das Pferd ist einverstanden, es ist im Frieden, was auch immer du tust."

Sie hat dann kurz danach den Tierarzt angerufen, und ich konnte sehen, dass sowohl das Pferd, das natürlich mitbekommt, wie sich Gefühle ändern, wie auch die Besitzerin Erleichterung empfunden haben. Ich konnte fühlen, dass das Pferd voll und ganz einverstanden war, und ich spürte, dass es mich innerlich quasi angelächelt hat.

Es war eine sehr schöne Begegnung. Auch ich konnte danach nach Hause gehen und den Schmerz loslassen, weil ich verstanden habe, dass es mein Schmerz war und dass mein Freund diesen Schmerz empfand, dass aber auch er diesen tiefen Frieden in sich hatte. Und ich spürte, dass ich es loslassen konnte. Und als ich es losgelassen hatte, da konnte ich diesen Frieden in mir und auch in ihm fühlen.

Als wir uns das nächste Mal begegnet sind, war unsere Begegnung wunderschön und frei.

Intuitionen können auch Warnungen sein. Unsere Intuition warnt uns beispielsweise davor, etwas Bestimmtes zu tun oder zu sagen, oder auch vor einem bestimmten Weg, auf dem wir sind. Wenn wir diese Warnungen genauer anschauen, dann erkennen wir, dass es immer eine Warnung ist, weil wir uns selbst verloren haben. Weil wir das Authentische in uns, das, was wir wirklich sind, unseren Weg, unseren Seelenweg, verloren haben. Das ist es, worauf uns die Pferde aufmerksam machen. Es können schon bestimmte Dinge oder Situationen sein, aber die Botschaft ist immer: „Schau mal, wo du wirklich bist. Schau mal, was wirklich gut für dich ist. Schau mal, was wirklich sicher für dich ist."

Ich möchte dir auch dazu eine Geschichte erzählen, die ich mit meiner Stute Tinnia erlebt habe.

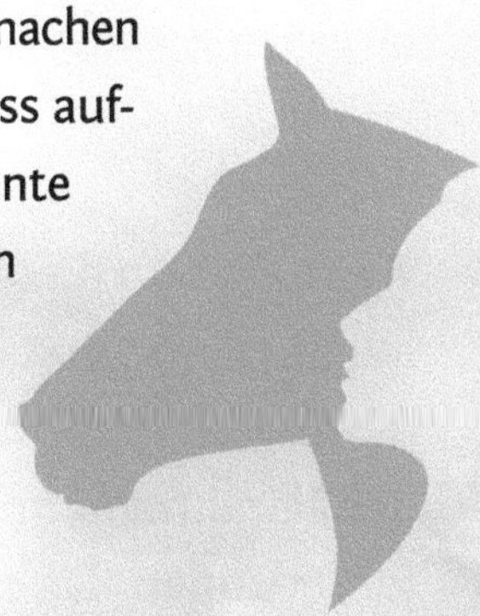

Mein „Business"

Als ich angefangen habe, meine Arbeit öffentlich zu machen und auch damit Geld zu verdienen und ein Business aufzubauen, da war das alles noch ganz neu. Ich kannte nur konventionelle Arten von Business, bei denen es um Produkte und Verkauf und Werbung und solche Dinge ging.

Ich hatte diesen starken inneren Ruf, meine Arbeit in die Welt zu bringen, weil ich gemerkt habe, dass sie sehr sinnvoll und hilfreich ist, und dass die Menschen darauf warteten, aber ich wusste nicht, wie ich das als Business aufziehen sollte. Also bin ich einfach den bekannten Weg gegangen, auf dem es ganz viel um Erfolg und Erfolgserlebnisse ging, und ich hatte dann tatsächlich auch Erfolgserlebnisse und war enthusiastisch und inspiriert.

Als ich dann auf die Weide gekommen bin zu meiner Stute, hat sie mich nur angesehen und sie hat mir ganz klar gesagt: „Was machst du da?“ Wieder nur ein Satz. „Was machst du da?“

Und die Art, wie er bei mir ankam, als Gefühl, als Energie, hat dazu geführt, dass all dieses aufgeblähte, aufgepumpte Business-Gehabe, von dem ich geglaubt habe, dass ich das brauche, von einem Augenblick auf dem anderen einfach abgefallen ist und ich wieder wusste, wer ich bin und warum ich das tue. Und dann wusste ich auch, was der nächste Schritt sein würde.

Das hat mir unwahrscheinlich geholfen, wie sie mich immer wieder ins Authentische zurückgebracht hat. Dadurch, dass sie mich wahrgenommen hat und dadurch, dass sie einen Weg gefunden hat, zu mir durchzudringen, zu dem ganzen Menschen, der ich bin. Schlagartig war meine Intuition wieder da und ich wusste wieder, wie es mit dieser konkreten Arbeit, mit der Umsetzung meiner Vision weitergehen konnte.

Wenn du nun diesen Weg gehst und deiner Intuition immer mehr folgst, dann wirst du merken, dass die Einladung oder die Aufforderungen, die von deiner Intuition kommen, immer größer werden. Und manchmal stehen wir dann vor richtig großen Herausforderungen. Da ist dann immer die Frage: Vertraust du deiner Intuition oder nicht?

Und auch dazu möchte ich dir eine Geschichte erzählen, die ich erlebt habe. In dem Fall ist es keine Kommunikation mit einem Pferd, sondern mit einem Baum.

Der Baum

Ich erzähle dir diese Geschichte, weil je mehr du die Kommunikation mit Pferden lernst, desto mehr wirst du spüren, dass du auch andere Lebewesen, deinen Hund, deine Katze, Bäume, andere Tiere immer feiner wahrnimmst. Dass sich deine Kommunikation auf alles ausrichtet. Außerdem ist die Geschichte ein sehr gutes Beispiel dafür, einer wirklich großen und etwas schräg anmutenden Intuition zu folgen.

Ich hatte die Idee, einen Workshop auf der Karibik-Insel Jamaika durchzuführen. Dort hatte ich durch wirklich unglaubliche Zufälle eine Pferdefarm gefunden und war eingeladen worden, einen solchen Workshop zu machen. Aber ich hatte keine Ahnung, wie ich Menschen dazu bewegen konnte, dorthin zu kommen. Ich wusste nicht, wie das alles finanziell gehen sollte, es war ein wirklich großes Risiko.

Dann habe ich eine Intuition empfangen, ein intuitives Bild von einem Baum auf dieser Farm in Jamaika, der sich mir gezeigt hat. Und das Bild, das ich gesehen habe, war: Der Rumpf des Baumes war der Rumpf eines Flugzeugs und rechts und links standen die Flügel ab. Es war ein ganz deutliches Bild, das sich mir gezeigt hat. Ein verrücktes Bild, auf das ich nie gekommen wäre. Aber es war da, ich habe es gesehen.

Und der Baum hat zu mir gesagt: „Mach dir keine Sorgen, organisiere diesen Workshop. Ich werde die Menschen holen, die dorthin kommen sollten. Du brauchst nicht befürchten, dass niemand kommt oder dass sich niemand interessiert. Ich werde dafür sorgen."

Und er hat mir gezeigt, wie er diese Menschen in das Flugzeug setzt.

Für mich war nun die Frage: Vertraue ich darauf, dass das wirklich passiert? Fange ich an, diesen Workshop planen und zu bewerben? Immerhin gehe ich vielfältige Verpflichtungen ein, mit der Besitzerin der Farm, mit Menschen, die Flüge buchen; es ist viel Geld im Spiel und so weiter. Aber nachdem ich dieses Bild empfangen hatte, habe ich mich entschlossen, es zu machen und vollkommen darauf zu vertrauen, dass dieses Bild stimmt, auch wenn es nur ein Bild war, das ich vor meinem inneren Auge gesehen hatte.

Ich habe diesen Workshop dann tatsächlich gemacht und bin mit den Workshop-Teilnehmern zu diesem Baum auf der Farm gegangen. Es war ein großer, alter, sehr mächtiger Baum, viel größer als die Bäume, die wir hier in Europa haben. Von dem Baum selber, vom Stamm, war gar nicht so viel übrig geblieben, denn um seinen Rumpf herum hatten sich ganz viele andere Bäume und Büsche gruppiert und waren ein Teil von ihm geworden. Man kann jetzt sagen, das sind Parasiten, aber ich hatte einen anderen Eindruck davon. Mein Eindruck war, dass dieser Baum einfach sehr anziehend und einladend war, und dass andere sich in seiner Nachbarschaft sehr wohlgefühlt haben, dort sehr gut wachsen konnten und dass eine Gemeinschaft von verschiedenen Bäumen und Büschen bestand.

Es war eine sehr schöne Energie, und ich habe verstanden, dass die Energie dieses Baumes eine einladende Energie war, eine, die Lebewesen versammelt und zusammenbringt. Und das hat das Bild für mich dann vollständig gemacht: das Bild eines Baumes, der Menschen aus dem weit entfernten Europa einlädt, damit diese Menschen zusammenkommen und etwas darüber lernen können, wie die Natur sich mit allem verbindet.

Auch du wirst anfangen, solche Geschichten zu erleben. Solche Geschichten erleben viele Menschen, die ihrer Intuition folgen. Und Menschen erzählen einander davon. Du kannst nicht allen Menschen davon erzählen, weil dich manche vielleicht für ein wenig verrückt halten werden. Aber es gibt viele Menschen, die das kennen und ihr Leben danach ausrichten, und ich bin sicher, du wirst solche Menschen treffen, und ihr werdet einander eure Geschichten erzählen. Dann wirst du sehen, dass du auf deine Intuition und auf die Botschaften vertrauen kannst, die du aus der Natur und von den Pferden bekommst, weil du immer mehr erfährst, dass es wohlwollende Botschaften sind, die dazu da sind, dich zu schützen, die dir helfen, dich selbst besser wahrzunehmen und besser für dich zu sorgen. Sie helfen dir, das zu finden, was für dich wirklich wichtig und gut ist. Und das wünsche ich dir.

Platz für deine Gedanken

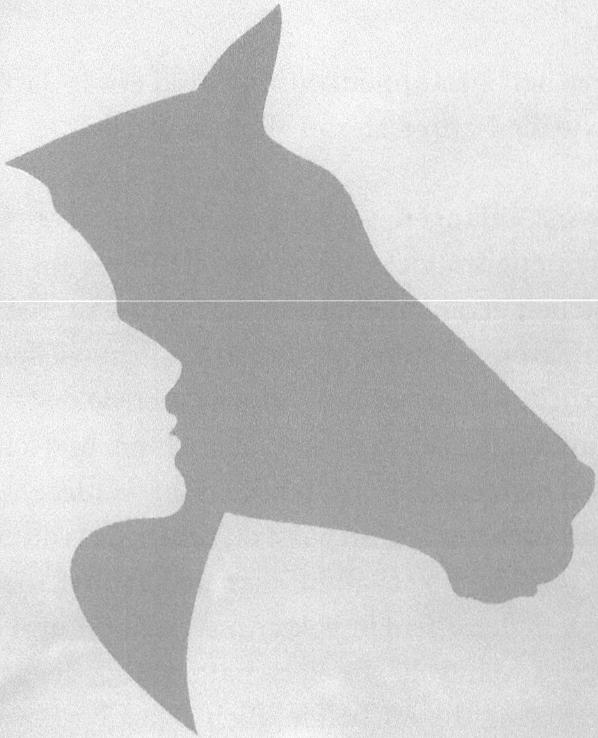

Kapitel 7

Angst und was wir von Pferden über den Umgang mit Angst lernen können.

In diesem Kapitel geht es um das Thema Angst und was wir von Pferden darüber lernen können. Dazu möchte ich zunächst erklären, wie Pferde mit Angst umgehen. Pferde sind Fluchttiere. Das bedeutet, in der Natur ist ihr wichtigstes Anliegen, dass sie vor einem Feind fliehen können. Sie fressen keine anderen Tiere, sie ernähren sich von Gras.

Deswegen ist Angst für die Pferde ein sehr wichtiges Gefühl. Es ist für sie sehr wichtig, Angst ganz fein und sehr früh wahrzunehmen. Wenn sie Angst empfinden, ist es für die Pferde ein Signal dafür, dass sie sich schützen müssen, dass sie fliehen müssen, dass sie einen sicheren Ort suchen müssen. Wenn man Pferde in der freien Wildbahn beobachtet, dann sieht man, dass sie, sobald in der Herde Angst entsteht, als ganze Herde fliehen. Sobald ein Tier in der Herde etwas aufschnappt, was ihm Angst macht, werden alle anderen Tiere durch Empathie, durch Einfühlung, durch das Verbunden-Sein in der Herde angesteckt. Und sie fliehen gemeinsam. Man kann auch sehen, dass sie genau so weit fliehen, bis sie in Sicherheit sind und nicht weiter. Dann gehen sie zurück zum Grasen.

Ich erzähle dir das, damit du verstehst, dass Pferde sehr fein und sehr klar mit dem Gefühl Angst umgehen, und dass für die

Pferde dieses Gefühl etwas Positives, Hilfreiches und Lebensrettendes ist. Wir Menschen sind Angstvermeider. Wenn wir Angst haben, dann ist bei den meisten Menschen die erste Reaktion, dass wir die Angst verdrängen. Wir wollen die Angst nicht wahrnehmen, sie fühlt sich nicht gut an. Wir glauben, dass wir schwach sind, wenn wir Angst haben. Wir haben gelernt, dass wir Angst nicht zeigen dürfen, weil wir sonst ausgenutzt werden. All diese Dinge stehen uns im Weg, wenn wir mit Angst umgehen.

Ich habe dir ja schon erklärt, dass die Pferde an Menschen das wahrnehmen, was tatsächlich ist. Wenn der Mensch jetzt die Angst verdrängt, dann wird das Pferd wahrnehmen, dass der Mensch die Angst verdrängt. Das heißt, das Erste, was wir im Umgang mit Angst lernen können, ist, dass wir unsere Angst wahrnehmen, dass wir sie empfinden. Dass wir sie nicht verdrängen. Und genau darauf werden uns die Pferdebotschaften hinweisen. Die Pferde werden uns immer wieder sagen „Ich sehe deine Angst". Und sie werden auch immer wieder sagen: „Habe keine Angst vor deiner Angst." Sie werden dir immer wieder sagen: „Deine Angst ist gut, deine Angst ist nützlich. Deine Angst gibt dir Schutz und auch Kraft."

Wir lernen von den Pferden, wie wir mit Angst umgehen können, sodass es uns dienlich ist. Wie kannst du das tun? Indem du deine Angst genau beobachtest. Indem du dir zuerst einmal erlaubst, Angst zu empfinden. Und wenn du eine Botschaft von einem Pferd bekommst, die dir Angst macht, dann nimm sie genau so an. Pferdebotschaften treffen immer ins Authentische. Die Pferdebotschaften sind immer klar und real und wahr, eben weil Pferde so geerdet und präsent sind und so fein wahrnehmen können.

Und Angst nehmen sie ganz besonders fein wahr. Das bedeutet, wenn du mit der Pferdekommunikation anfängst, dann wirst du sicher eine ganze Weile mit dem Thema Angst zu tun haben. Weil du als Mensch erst einmal lernen musst, deine Angst zu fühlen und mit deiner Angst umzugehen. Bevor du deine Angst nicht fühlen kannst, kannst du nicht wirklich präsent und geerdet sein, weil du einen Teil der Realität, weil du deine Angst ausblendest.

Was du tun kannst, ist, dass du dir ganz bewusst Zeit nimmst, dich auf dich fokussierst, und dich fragst: „Wovor habe ich gerade Angst?“ Wir haben immer vor irgendetwas Angst, das liegt in unserer Natur, weil Angst auch unserem Wachstum dient. Deswegen frage dich ganz ehrlich: „Wovor habe ich gerade Angst?“ Und dann suche den Kontakt zu einem Pferd. Öffne dich für eine Botschaft. So, wie du es gelernt hast in Kapitel zwei.

Öffne dich für eine Botschaft, öffne dich dafür, mit einem Pferd Kontakt aufzunehmen, lade ein Pferd ganz konkret ein und schau, welches Pferd sich zeigt. Auch das ist interessant. Bestimmte Pferde sind für bestimmte Themen da. Das hat mit der Persönlichkeit des einzelnen Pferdes zu tun. Manche Pferde sind sehr gute Lehrer der Angst. Und genau ein solches Pferd wird dann wahrscheinlich auftauchen.

Wenn du nun fühlst, dass dieses Pferd da ist, wenn du fühlst, dass es eine Verbindung gibt zwischen dir und dem Pferd, wenn du fühlst, dass du offen bist, etwas aufzunehmen, dann stelle dem Pferd die Frage: „Was kann ich tun mit meiner Angst?“ Und sei dann ganz spezifisch und konzentriere dich auf ein Detail. Frage das Pferd zum Beispiel: „Was kann ich tun mit meiner Angst vor Jobverlust? Meine Firma wird gerade umstrukturiert. – Was kann ich tun mit meiner Angst davor, dass ich mit meinem Pferd den bisherigen Stall verlassen muss? – Was kann ich tun mit meiner Angst davor, dass ich eine Krankheit habe, von der ich nichts weiß?" Was auch immer deine Frage ist, stelle sie. Und versuche dabei ganz klar zu sein, versuche genau auszudrücken, was deine Angst ist. Je genauer du deine Angst ausdrückst, je genauer du dir bewusst bist über deine Angst, desto präziser und klarer wird das Pferd dir antworten und mit dir in Resonanz gehen. Weil genau das ist ja Pferdekommunikation: miteinander in Resonanz gehen. In Resonanz, die ohnehin schon da ist, aber die du jetzt lernst wahrzunehmen.

Warte auf die Antwort des Pferdes und sei dabei ganz erwartungsfrei. Warte auf die Antwort und sei dir bewusst, dass diese Antwort dich vielleicht überrascht. Denn das Pferd kann ja besser umgehen mit Angst als du. Das heißt, es wird dir eine weise Antwort geben. Eine Antwort, die dir wirklich hilft. Eine Antwort, die du noch nicht kennst. Dann schau dir diese Antwort an. Du hast ja gelernt zu erkennen, wann eine Pferdebotschaft wirklich eine Pferdebotschaft ist. Sie ist poetisch, es ist eine Herzenssprache, sie trifft dich im Herzen. Sie ist Gefühl, manchmal sie ist vielleicht verrätselt. Sie kommt aus dem Augenblick. Du hast das Gefühl, dass sie von einem Gegenüber kommt und nicht aus dir.

Ich möchte dir gerne drei Beispiele erzählen, wie eine solche Kommunikation aussehen kann, die mit Angst zu tun hat.

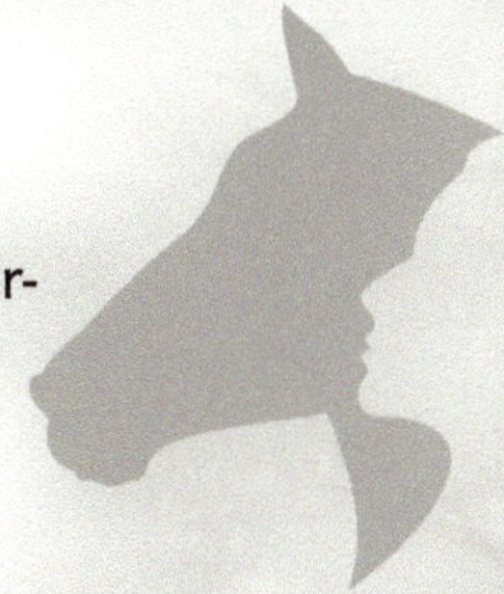

Fremde Länder

Durch meine Arbeit bin ich sehr viel auf Reisen. Ich wurde an Pferdehöfe im Ausland eingeladen, um dort zu unterrichten. Deshalb konnte ich mein Pferd nicht mehr so oft sehen. Das war traurig für mich und ich habe mir Sorgen gemacht, ob mein Pferd sich vielleicht zurückgewiesen oder alleine fühlt. Es hat mir dann ganz deutlich gesagt: „Nein. Wir tun das zusammen. Ich bin bei dir, wir reisen zusammen. Und das ist unsere gemeinsame Arbeit, egal wo wir sind."

Außerdem habe ich meinem Pferd gesagt: „Ich habe Angst, wenn ich in ein fremdes Land komme, weil da alles so anders ist. Die Menschen benehmen sich anders, die Kultur ist anders. Die Sprache ist anders. Die Situation ist neu, ich muss mich anpassen. Was kann ich tun mit dieser Angst?"

Daraufhin hat meine Stute mir etwas gesagt, an das ich mich immer erinnere, wenn ich in ein neues Land komme und in einer neuen Situation bin. Sie hat mir gesagt: „Wenn du dort ankommst, dann atme die Luft ein. Einfach nur atmen."

Und genau das tue ich, wenn ich irgendwo fremd bin. Ich fokussiere mich auf meinem Atem, ich atme die Luft ein und mit der Luft atme ich alles ein. Das habe ich verstanden, das wollte sie mir sagen. Sie wollte mir sagen, „In der Luft und im Atem ist alles. Wenn du die neue Luft an dem neuen Ort in deinem Atem hineinlässt, in deinen Körper, dann wirst du da sein." Das ist ganz einfach und sehr wirksam.

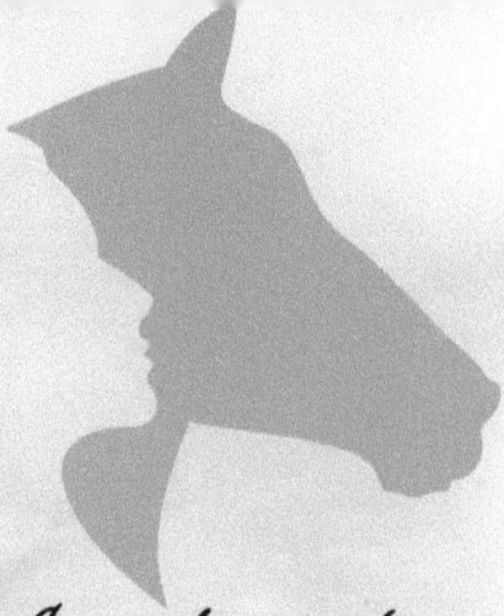

Angst vor dem Pferdekauf

Die andere Geschichte handelt von einer Klientin, die sich ein Pferd kaufen wollte. Es war ein recht teures, anspruchsvolles Pferd. Sie war sich unsicher. Sie hatte das Gefühl, dass sie sich womöglich übernimmt, finanziell und überhaupt mit diesem Pferd.

Gemeinsam haben wir das Pferd, das sie sich ausgesucht hatte, angeschaut. Wir haben versucht, Verbindung mit dem Pferd aufzunehmen. Und sie hat dem Pferd ihre Ängste geschildert: Die finanzielle Angst und auch die Angst, dass sie dem Pferd nicht gerecht werden kann.

Und das Pferd hat ihr ein Bild geschickt von einer Kriegerin, die eine Fahne trägt, und der viele Menschen folgen. Sie war ziemlich überrascht von diesem Bild und wusste erst einmal nicht, was sie damit anfangen sollte. Bald darauf aber ist sie in ihrer Arbeit in eine neue Position gekommen, in eine Führungsposition. Und sie war plötzlich sehr stark. Sie hat entdeckt, dass sie viel stärker ist, als sie dachte.

Vor allen Dingen bemerkte sie, dass sie die Fähigkeit hat, Menschen zu führen, dass ihr andere Menschen folgten und vertrauten, und dass auch ihre Vorgesetzten das in ihr sehen konnten und ihr deswegen diese Position übertragen hatten. In dieser Position hat sie auch mehr Geld verdient.

In dem Augenblick, als man ihr diese neue Position angeboten hat, hat sie sich entschieden, das Pferd zu kaufen. Und sie hat verstanden, dass das Pferd ihr auf ihre Angst geantwortet hat, in dem es ihr ihr Potenzial gezeigt hat. Das Pferd hat das Potenzial gesehen, das die Frau selbst noch nicht sehen konnte. Das war die Antwort auf die Angst. Und das ist ein Beispiel für einen Umgang mit Angst, wie die Pferde ihn pflegen. Angst ist etwas Positives. Angst ist etwas, das uns schützt, uns wach macht, uns trainiert und uns letztendlich immer wieder daran erinnert, wie stark wir eigentlich sind. Daran, was wir eigentlich können, wie bewusst wir sind und wie fein wir wahrnehmen können. Denn dieses Potenzial, andere anzuführen, für andere einzutreten, Menschen das Vertrauen zu geben, dass sie ihr folgen können, das war alles schon angelegt in der Klientin. Ein Teil von ihr wusste das schon. Durch die Kommunikation mit dem Pferd gelangte es in ihr Bewusstsein, auch wenn es noch ein Weilchen gedauert hat, bis sie selbst das Vertrauen in sich haben konnte. So war doch das Leben da, um es ihr zu zeigen.

Ich möchte dir noch eine weitere Geschichte zum Thema Angst erzählen. Ich erzähle sie dir, damit du verstehst, dass die Pferdebotschaften manchmal auf eine Situation treffen, die viel weiter verzweigt ist, sodass wir lernen, Zusammenhänge zu erkennen.

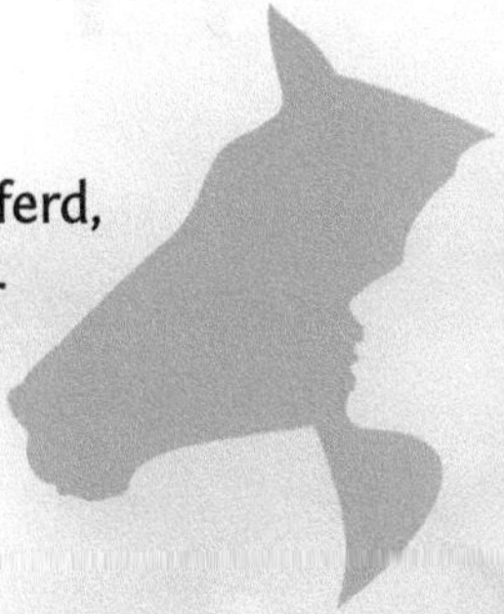

Die neue Herde

Ich habe seit einem Monat ein neues Pferd. Ein junges Pferd, sechs Jahre alt, das nicht viel Herdenerfahrung hat, aber das jetzt in eine neue Herde integriert wird. Das ist immer ein kritischer Moment. Da kann einiges passieren, unter Umständen kann es zu Verletzungen kommen. Ich selbst habe aber vollkommenes Vertrauen, dass das gut gehen wird.

Ich habe jedoch geträumt von meiner Stute Tinnia, die selbst in einer Herde derart verletzt wurde, dass sie dadurch ihr Leben verloren hat. Und in dem Traum habe ich meinen neuen Wallach, den ich zusammen mit zwei anderen Frauen besitze, gesehen, und er war genauso verletzt wie meine Stute Tinnia. In dem Traum hatte ich große Panik. Ich habe nach Hilfe gesucht, da waren viele Menschen, aber niemand konnte mir wirklich helfen. Ich habe die Betreiberin des Hofs gesehen, die den Unfall mit Tinnia miterlebt hat, und ich habe sie in meinem Traum angesprochen. Und dann habe ich plötzlich ein Bild gesehen von Salim, meinem neuen Pferd, wie er wieder gesund und alles in Ordnung war.

Als ich diese Traum-Botschaft, die ganz eindeutig von Salim kam, am nächsten Tag näher betrachtet habe, wurde mir klar, dass in diesem Traum eine Angst aufgetaucht ist, die immer noch in mir steckt. Angst wegen des Unfalls, den meine Stute erlitten hat, und wegen des großen Verlusts und der großen Schmerzen, die ich dadurch erlebt habe. Dieser Schmerz und damit auch die Angst davor wurde wieder aktiviert in dem Moment, als Salim in die neue Herde kommen sollte. Ich war mir dieser Angst nicht bewusst. Ich hatte großes Vertrauen, aber unterbewusst steckte doch diese Angst in mir. Ich habe verstanden, dass es wichtig für mich war, diese Angst noch einmal zu fühlen, damit sie nicht in mir stecken blieb, sondern herauskonnte. Nur so konnte ich sie loslassen. In diesem Traum hat Salim mir gezeigt, dass es ihm gut geht, dass er gesund ist und dass ihm nichts passiert. Das war das Schlussbild. Und der Traum hat mir gezeigt, dass meine Angst nicht real war. Es steckte einfach noch eine Rest-Angst in mir und auch die Sorge, dass sich etwas Schlimmes wiederholen könnte.

Das alles erzähle ich dir, damit du lernst, mit deiner Angst umzugehen, und verstehst, wie Pferde uns zum Thema Angst unterrichten. Wir können von den Pferden einen Umgang mit Angst lernen, der sehr hilfreich ist und der uns wachsen lässt.

Was ich dir mitgeben möchte, ist Folgendes: Angst ist etwas Gutes. Es geht überhaupt nicht darum, unsere Angst für immer zu verlieren, im Gegenteil. Letztendlich ist unsere Angst genau das, was uns wachsen lässt. Egal, wie viel Sicherheit wir in unserem Leben erlangt haben, wir werden immer Angst haben. Und das hat damit zu tun, dass wir das Bedürfnis haben, über uns hinauszuwachsen, über unsere Grenzen, über das Bekannte hinauszugehen. Das ist ein ganz starkes Bedürfnis unserer Seele, unseres „Ich", unseres Seins. Alle Lebewesen haben das. Alle Lebewesen haben große Freude daran, über sich hinauszuwachsen, neue Kraft zu gewinnen. Und dieses Bedürfnis zu wachsen ist immer verbunden mit Angst, weil wir dabei immer etwas Unbekanntem begegnen. Und wenn wir auf das Unbekannte treffen, haben wir Angst, genauso, wie die Pferde Angst vor Unbekanntem haben, zum Beispiel vor einem Traktor. Angst ist ein ganz natürliches Gefühl, aber wir können lernen, mit dieser Angst umzugehen, und wenn wir uns dieser Angst stellen, dann wachsen wir. Und das ist wunderschön. Das ist letztendlich das, was uns Kraft gibt.

Darauf sind ganz viele Pferdebotschaften ausgerichtet. Wenn du dir also Pferdebotschaften anschaust, wenn du Pferdebotschaften empfängst, wie auch immer sie zu dir kommen, auf den verschiedensten Wegen, dann frage dich: „Ist da vielleicht eine unbewusste Angst enthalten? Wie kann ich diese Angst bewusst machen und sie für mich nutzen als Wachstumskraft?"

Im nächsten Kapitel geht es um die Frage, wie wir ganzheitlich wahrnehmen können und was wir dabei von Pferden lernen können. Ich freue mich auf dich!

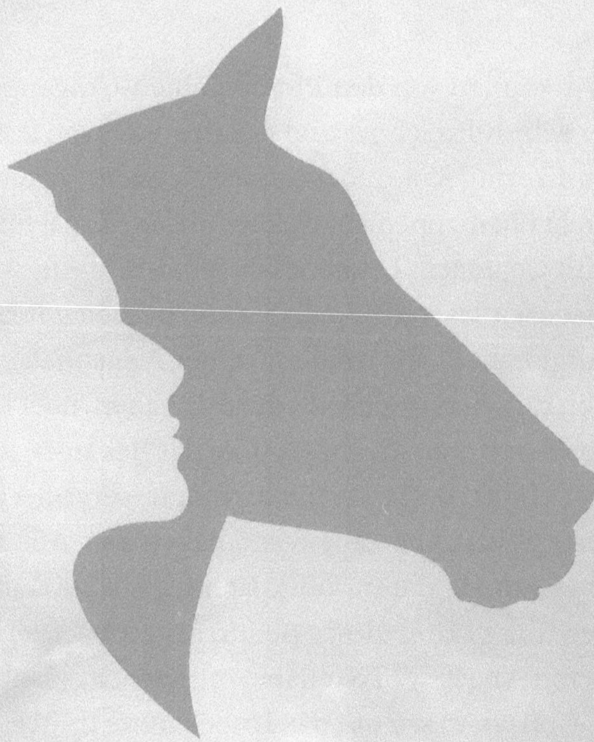

Kapitel 8

Ganzheitlich wahrnehmen.

Was nehmen Pferde von uns wahr und auf welche Art und Weise (ganzheitlich und als Energie)?

In diesem achten Teil möchte ich dir eine weitere Fähigkeit vorstellen, die wir brauchen, um die Stimmen der Pferde zu hören. Es geht darum, ganzheitlich wahrzunehmen. Ich werde dir erklären, was damit gemeint ist.

Pferde nehmen uns als Ganzes wahr. Sie nehmen unsere Körper-Energie wahr, sie nehmen unsere Gefühle wahr, sie nehmen unsere Gedanken wahr, sie nehmen unser Bewusstsein und auch unsere Spiritualität wahr, und zwar als Energie. Die Pferde lesen unsere Energie und sie nehmen ein Gesamtbild unserer Energie wahr.

Dadurch haben sie sehr viel Information über ihr Gegenüber. Diese Information brauchen sie, um sich zu orientieren und um zu wissen, ob Gefahr droht, denn sie sind ja Fluchttiere. Wenn wir also die Pferdebotschaften wirklich verstehen wollen, dann müssen auch wir lernen, ganzheitlich wahrzunehmen.

Das heißt: mit unserem Körper und unseren Gefühlen wahrzunehmen. Und das wiederum heißt, unsere Gefühle als Informationsquelle nutzen, es heißt, unsere Gefühle mit unseren Gedanken wahrzunehmen und auch mit unserem Bewusstsein.

Das klingt zunächst ein wenig komplex, aber es ist im Grunde ganz einfach. Auch hier helfen uns wieder die Botschaften der Pferde. Weil die Pferde in einem so ausgeglichenen System leben, weil sie in einem Gleichgewicht der vier Elemente leben: Feuer, Wasser, Erde und Luft. Feuer für den Geist, Wasser für die Gefühle, Erde für den Körper und Luft für den Verstand. Weil sie in einem solchen Gleichgewicht leben, werden sie auch an uns dieses Gleichgewicht wahrnehmen und sie werden feststellen, wo wir aus dem Gleichgewicht geraten sind. Dann werden sie uns Botschaften schicken, um uns wieder ins Gleichgewicht zu bringen.

Auch hier sind die Pferde also unsere Lehrer. Viele Pferdebotschaften sind darauf ausgerichtet, uns ins Gleichgewicht zu bringen. Deswegen müssen wir verstehen, was dieses Gleichgewicht bedeutet.

Wir steigen jetzt noch tiefer in die Pferdekommunikation ein. Wir lernen immer mehr, dass Pferde direkt reagieren auf das, was wir sind, auf unser Sein, und nicht auf das, was wir glauben zu sein. Pferdebotschaften sind niemals Bestätigungen von Illusionen, die wir uns machen. Pferdekommunikation ist so wirksam, weil wir immer mehr lernen, wie die Elemente zusammenhängen.

Wir lernen, unsere Körper-Energie wahrzunehmen. Damit beginnt alles. Es beginnt alles damit, dass wir fühlen, nicht nur, wie sportlich wir sind oder was uns gerade weh tut, sondern wie die Energie in unserem Körper fließt oder wo sie nicht fließt und wo sie stockt. Und dabei hilft, dass wir unsere Aufmerksamkeit auf unseren Körper richten.

Wenn wir uns dann auf ein Pferd fokussieren, können wir spüren, wie die Pferdeenergie zu uns kommt, und dann können wir direkt spüren, wie sie mit unserer Körper-Energie interagiert.

Vielleicht hast du dir das nicht unbedingt vorgestellt unter Pferdekommunikation. Du hast vielleicht gedacht, da kommen irgendwelche Worte mit Anweisungen, wie z. B. dass dein Pferd gern mehr Karotten hätte oder dass es der Sattel drückt.

Aber genau das möchte ich dir mit dieser Lektion vermitteln. Pferde nehmen ganzheitlich wahr. Sie kommunizieren ganzheitlich. Die Karotten und der Sattel sind mehr als Karotten und Sattel. Das heißt, wir empfangen die Pferdebotschaften nicht nur über unserem Verstand, nicht nur als Fakten, sondern als etwas, in dem viele Elemente zusammenspielen. Ganz wichtig dabei ist die Körperwahrnehmung. Damit beginnt alles.

Ich möchte dir also noch mal diese einfache Übung vorschlagen, dich auf deine Körperwahrnehmung zu fokussieren, deine Körper-Energie zu spüren und dann ein Pferd einzuladen und zu schauen, was es mit deiner Körper-Energie macht.

Dabei genügt es, an ein bestimmtes Pferd zu denken. Wenn du selbst ein Pferd hast, kannst du dich auch neben das Pferd stellen und diese Energie spüren.

Das Wichtige ist, dass du dich wirklich auf Körper-Energie fokussierst.

Nimm dir ruhig Zeit für diese Übung und mache sie immer wieder. Manchmal kommt dir ein Pferd in den Sinn, manchmal meldet sich vielleicht ein Pferd bei dir. Und dann fühle in deinen Körper hinein. Dann kannst du vielleicht fühlen, dass die Energie des Pferdes deine Körper-Energie ausgleicht. Dann kannst du vielleicht spüren, wie plötzlich dein Nacken weicher wird, wie die Energie in deinem Nacken fließt. Oder wie du dich geerdeter fühlst. Oder wie vielleicht dein Herzbereich weicher wird.

Achte dabei immer auf den Austausch zwischen dir und dem Pferd. Du kannst spüren, ob deine Körper-Energie sich ändert. Und wenn sich deine Körper-Energie ändert, ändert sich auch die Energie des Pferdes. Ihr seid ja in einem Austausch. Vielleicht kannst du dann in deiner Vorstellung ein Bild des Pferdes sehen, und vielleicht siehst du vor deinem inneren Auge, dass das Pferd zu dir herüberschaut. Vielleicht sieht es nur kurz zu dir herüber, fängt dann aber wieder an zu grasen. Wenn das Pferd wieder anfängt zu grasen, dann weißt du: Alles ist gut, die Botschaft ist angekommen, und für heute ist der Austausch abgeschlossen.

Das nächste Element sind die Gefühle. Damit meine ich Gefühle wie Ärger, Angst, Liebe, Traurigkeit. Fokussiere dich auf deine Gefühle. Frage dich: Was fühle ich jetzt gerade, in diesem Augenblick? Nimm dir Zeit für deine Gefühle. Nimm dir Zeit, um wirklich zu fühlen. Gefühle brauchen Zeit. Wenn du dir Zeit nimmst, fühlst du: Ich bin traurig. Ich spüre Freude. Ich fühle Liebe. Ich fühle Vorfreude. Oder: Ich kann im Moment gar nicht fühlen, meine Gefühle sind blockiert. Auch dann kannst du wieder ein Pferd einladen und dich auf der Gefühlsebene verbinden. Und dann schaue, was das Pferd dir sagt.

Genauso mit dem Verstand. Frage dich einfach: Was denke ich gerade? Es genügt, deine Gedanken einfach zu beobachten. Die meiste Zeit denken wir unbewusst. Uns ist nicht bewusst, dass unsere Gedanken unser Handeln bestimmen. Wenn du anfängst, deine Gedanken bewusst wahrzunehmen, entdeckst du, wie sehr du von ihnen gesteuert bist. Du entdeckst auch, dass du sie verändern kannst. Wenn deine Wahrnehmung immer ganzheitlicher wird, merkst du, dass deine Gedanken immer mehr in Kontakt mit deinen Gefühlen treten und deine Gefühle nicht mehr so stark von deinen Gedanken kontrolliert werden. Genau dort führen die Pferde dich hin. In das Gleichgewicht zwischen Körperwahrnehmung, Gefühlen, Gedanken und Spirit oder Geist.

Mit dem Element Spirit werden wir uns später noch beschäftigen.

Du kannst mit all diesen Elementen üben. Du kannst dich auch mit einem Pferd verbinden und das Pferd fragen: „Welches Element soll ich stärken?“ Wenn du so eine Weile arbeitest mit Pferden, dann wirst du merken, wie du immer runder und ausgeglichener und ganzheitlicher wirst. Und wie du in diesem Ganzheitlich-Sein immer besser mit den Pferden kommunizieren kannst. Du wirst es daran merken, dass die Botschaften zu dir kommen, ohne dass du sie bewusst herbeigeholt hast. Du wirst merken, dass plötzlich eine Intuition da ist oder dir etwas Bestimmtes auffällt. Und wieder kannst du die Pferdebotschaft erkennen an den Merkmalen, die du bereits kennst. Sie hat eine Wirkung auf dich, sie macht dich „ganz“.

Die Pferde zeigen uns, dass, wenn wir uns verändern wollen, wir dann innen beginnen müssen. Dass wir damit anfangen müssen, uns selbst ins Gleichgewicht zu bringen. Wenn wir anfangen, auf diese Weise zu arbeiten, dann merken wir, dass auch das Leben um uns herum sich verändert, dass das Leben anders auf uns reagiert, dass andere Dinge passieren, dass die Menschen anders auf uns zukommen und dass wir unsere Welt anders wahrnehmen. Und dann werden unsere Pferdebotschaften immer stimmiger und wirksamer.

Ich möchte dir dazu die Geschichte von Mareike erzählen.

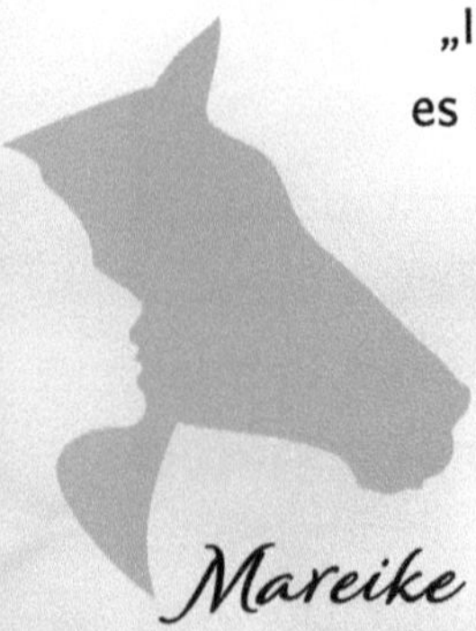

Mareike hat sich an mich gewandt, um herauszufinden, ob ein Pferd ihr helfen kann. Sie hatte sich ein Online-Business aufgebaut, in dem sie Frauen geholfen hat, bessere und authentische Beziehungen zu finden. Sie hatte aber das Gefühl, dass ihr irgendetwas fehlte.

„Ich spüre, dass da etwas ist, aber ich weiß nicht, was es ist“, sagte sie. Sie wollte gerne probieren, Kontakt mit einem Pferd aufzunehmen, um herauszufinden, ob das Pferd ihr etwas dazu sagen konnte.

Sie besaß selbst zwei Pferde. Mit einem Pferd hatte sie eine sehr gute Verbindung. Und dann gab es noch ihre Stute, zu der sie keine Verbindung finden konnte. Das hat mich aufmerksam werden lassen. Ich habe ein wenig nachgehakt, wie alt dieses Pferd denn sei und was Mareike mit diesem Pferd machte. Mareike erzählte, die Stute sei 28 Jahre alt und brauche recht viel Pflege, aber sie würde alles tun für sie, sie würde die Stute sehr gut pflegen, ihr Extra-Futter bereitstellen, das Heu befeuchten, die Stute immer wieder eindecken, wenn es kalt wurde.

Ich fragte Mareike: „Warum findest du keinen Kontakt, oder woher weißt du, dass du keinen Kontakt findest?“

Mareikes Antwort war: „Ich frage die Stute immer, was sie braucht. Ich möchte wirklich alles für diese Stute tun. Aber ich muss einfach wissen, was sie wirklich braucht, denn egal, was ich tue, sie scheint immer auf die gleiche Weise zu reagieren, und manchmal habe ich das Gefühl, sie braucht das alles vielleicht gar nicht oder es ist ihr völlig gleichgültig. Oder vielleicht mag sie mich nicht. Ich weiß es einfach nicht."

Mareike fragte diese Stute also immer, was sie brauchte. Mir kam der Gedanke, dass Mareike ja die Frage einmal umkehren konnte. Vielleicht konnte Mareike die Stute fragen, was sie selbst, Mareike, denn brauchte.

Wir haben Kontakt mit der Stute aufgenommen und Mareike hat ihr diese Frage gestellt: „Was brauche ich? Kannst du mir sagen, was ich brauche? Kannst du mir sagen, was mir fehlt?"

Plötzlich war eine Botschaft da. Mareike hat mich angesehen und gesagt: „Ich weiß nicht, ob das irgendeinen Sinn macht."

„Was hat die Stute dir geschickt?", habe ich gefragt.

Mareike sagte: „Mutter. ... Was bedeutet das?"

„Was bedeutet Mutter für dich?", habe ich gefragt.

„Es bedeutet für mich, dass ich mich um jemanden kümmere. Ja, ich kümmere mich sehr gut um andere. Um die Stute, um meine Kinder, um meinen Mann. Um die Klientinnen, die ich habe."

„Das heißt, du bist die Mutter", habe ich zu ihr gesagt. „Du bist die Mutter für viele Menschen."

„Ja, so fühle ich mich, so nehme ich mich wahr. Und ich glaube, das ist auch das Geheimnis meines Erfolges. Ich bin die Mutter für viele Menschen. Ich biete etwas Mütterliches an. Ich biete Fürsorge an. Ich bin wirklich daran interessiert, dass die Menschen, die zu mir kommen, wachsen können. Ich freue mich daran, wenn andere stark werden, wenn sie ihr Potenzial entwickeln."

Ich habe Mareike gefragt: „Und wer ist deine Mutter?“

Sie hat mich angesehen und sagte: „Ich hatte nie wirklich eine Mutter. Meine Mutter war krank, als ich ein Kind war, und schon als Kind war ich irgendwie die Mutter meiner Mutter, war meine Mutter irgendwie mein Kind. Ich glaube, damals habe ich auch gelernt, mich um andere zu kümmern und für andere zu sorgen.“

Die ganze Zeit während unserer Unterhaltung habe ich gespürt, dass die Stute präsent war und dass sie sehr aufmerksam und neugierig war.

Und wir haben wieder die Stute gefragt: „Geht es darum, eine Mutter für Mareike zu finden?“

Die Stute hat nicht reagiert. Und ich wusste gleich, die Stute hat sich gedacht: „Was für eine dumme Frage, es ist doch offensichtlich, ich habe euch doch gesagt: Mutter.“

Wir haben uns dann noch eine Weile unterhalten, und plötzlich sagte Mareike: „Vielleicht möchte sie meine Mutter sein.“

In dem Moment habe ich gesehen, wie die Stute abgekaut hat. Das ist immer ein Zeichen dafür, dass ein Pferd etwas losgeworden ist, dass ein Prozess beendet ist, dass das Pferd einverstanden ist. Das alles ist vor meinem inneren Auge passiert, ich konnte vor meinem inneren Auge sehen, wie die Stute plötzlich zufrieden war, wie sie zum Heu ging, wie sie gefressen hat. Für sie war der Austausch beendet. Ich habe das mit Mareike besprochen.

Und Mareike sagte spontan: „Das ist etwas, woran ich, glaube ich, in meinem ganzen Leben noch nie gedacht habe. Dass ich eine Mutter haben könnte. Ich habe immer geglaubt, dadurch, dass ich die Mutter für so viele andere bin, kann ich diesen Mangel in mir ausgleichen. Aber jetzt ...“ Man konnte deutlich sehen, wie es in Mareike arbeitete. „Aber jetzt verstehe ich, dass es vielleicht das ist, was mir fehlt. Dieses Gefühl von Mangel, das ich oft habe. Und diese Blockade, die ich empfinde, auch bei der Entwicklung meines Business, auch bei der Entwicklung meines eigenen Potenzials. Und dann letztendlich auch bei der Entwicklung des Potenzials der Klientinnen, die zu mir kommen."

Und ich konnte sehen, wie ihre Augen immer größer wurden und wie plötzlich ein ganzes Tor aufging für Mareike. Sie begann zu staunen, und das ist auch immer ein Kennzeichen für eine echte Pferdekommunikation: dass etwas in uns berührt wird, das uns in Erstaunen versetzt. Und ich konnte sehen, wie etwas in Mareike ganz wurde. Wie ihre Gefühle sich öffnen könnten. Wie sie auf einmal bereit war, Fürsorge anzunehmen.

Sie sagte zu mir: „Glaubst du wirklich, dass die Stute die ganze Zeit versucht hat, meine Mutter zu sein? Und ich habe es nicht zulassen oder nicht einmal sehen können, weil diese Möglichkeit für mich einfach nicht existiert hat?"

Ich habe die Frage an sie zurückgegeben. „Glaubst du, dass es so sein kann?"

„Ja. Jetzt macht es Sinn. Die ganze Zeit habe ich versucht, für diese Stute die Mutter zu sein, sie zu versorgen und das Beste für sie zu tun – während sie die ganze Zeit versucht hat, das Beste für mich zu tun und für mich eine Mutter zu sein!"

Ich konnte förmlich sehen, wie Mareikes Gedanken sich veränderten. Gedanken wie: „Ich muss für alle da sein. Ich muss mich um alle kümmern. Ich werde nur geliebt, wenn ich mich um andere kümmere." Ich fragte sie, wie sich diese Botschaft der Stute, dass sie gerne Mareikes Mutter sein möchte, für Mareike körperlich anfühlte.

Und Mareike sagte: „Es fühlt sich unglaublich gut an. Es fühlt sich an, als wäre ich ein Kind, zu dem eine Mutter kommt, es an die Hand nimmt und ihm über den Kopf streichelt." Und Mareike begann zu weinen. Sie sagte: „Weißt du, manchmal kommt die Stute zu mir und legt ihr Maul auf meinem Kopf, ganz fein. Und dann bläst sie mir ins Ohr. Und dann denke ich manchmal, dass das lästig ist. Aber wie falsch ist das eigentlich? Wenn ich das jetzt genauer anschaue, dann versucht sie, wie eine Mutter für mich zu sein, mir Wärme zu geben. Und Zärtlichkeit. Wie kann das falsch sein? Ich sehe jetzt, wie ich dieses Mütterliche – das vielleicht auch andere mir gegeben haben, vielleicht auch andere Menschen in meinem Leben – wie ich das ablehne oder abwerte. Weil ich es nicht annehmen kann, weil es in meiner Vorstellung gar nicht vorkommt. Weil ich immer glaube, ich müsste für andere da sein. Aber dieses Für-andere-da-Sein ist etwas, was aus einem Mangel kommt. Und vielleicht, wenn ich der Stute erlaube, wirklich für mich da zu sein, kann ich wieder ganz werden. Ich glaube, es ist ein längerer Weg, aber es ist ein Anfang."

Diese Geschichte hat mich sehr berührt. Und als ich einige Zeit später wieder mit Mareike Kontakt hatte, erzählte sie: „Weißt du, Ulrike, das hat alles verändert. Ich verstehe die Stute jetzt vollkommen. Ich verstehe, was sie mir sagt, weil ich verstehe, dass es ihr größter Wunsch ist, meine Mutter zu sein. Ich verstehe, dass sie ein wirklich mütterliches Tier ist. Ich beobachte sie jetzt auch mit anderen Menschen und ich kann plötzlich sehen, wie sehr sie sich um andere kümmert. Zuvor war ich völlig blind dafür. Ich verstehe das im Nachhinein selbst nicht mehr. Ich konnte es nicht sehen, weil es für mich als Möglichkeit einfach nicht existiert hat, und weil ich nicht gesehen habe, dass das etwas ist, was mir fehlt. Weil ich diesen Mangel, dass mir in meiner Kindheit die Mutter gefehlt hat, so sehr kompensiert habe, dadurch, dass ich mich um andere gekümmert habe. Aber jetzt habe ich eine Mutter. Und sie lehrt mich, wie ich mir selbst eine Mutter sein kann, und sie lehrt mich, wie wichtig das für mich ist. Ich kann auch sehen, wie sie aufblüht. Ich sehe jetzt, wie sie sich freut, wenn ich komme. Die Gleichgültigkeit, die mich vorher so geschmerzt hat, ist verschwunden. Wir haben einen sehr innigen Kontakt und ich verstehe jetzt, warum dieses Pferd in meinem Leben gekommen ist. Ich bin einfach sehr, sehr dankbar."

Wie kannst du das nun für dich selbst nutzen? Du kannst dich fragen: „Welche Botschaften berühren mich?" Manche Botschaften wecken vielleicht einen Schmerz in dir. Wenn du diesen Schmerz empfindest, dann ist das etwas Gutes. Weil der Schmerz ein Hinweis auf etwas ist, was dir fehlt, so wie bei Mareike. Sie konnte spüren, dass ihr etwas fehlt, auch wenn sie noch nicht wusste, was. Aber es beginnt damit, dass du es wahrnimmst. Und dann kannst du genauer fragen. Dann kannst du die Pferde fragen. Nimm wahr, bei welcher Botschaft du Freude empfindest, oder Stille, oder Verbindung. Da ist ein Potenzial, das ist ein Hinweis auf ein Potenzial in dir, das sich zeigen möchte und das noch unentdeckt ist. Ein Hinweis auf eine verborgene Kraft.

Notiere das alles in dein Tagebuch. Und nimm dir Zeit, diesen Gefühlen, diesen Wahrnehmungen nachzuspüren. Freunde dich mit dem Gedanken an, dass du ganz werden kannst. Dass die Pferdebotschaften darauf ausgerichtet sind, dass du ganz wirst und dass du lernst, ganzheitlich wahrzunehmen. Dass du entdeckst, wo dir etwas fehlt, wo du einen Mangel empfindest. Dabei geht es immer darum, was DU empfindest. Es geht nicht darum, was andere von dir sagen. Es geht es nicht darum, dass jemand zu dir sagt, dir würde irgendetwas fehlen. Es geht immer nur um deine Wahrnehmung. Wo hast du das Gefühl, dass dir etwas fehlt, etwas weh tut, etwas schmerzt, dass du eine große Sehnsucht nach etwas hast? Dann gehe dem nach, was es auch ist. Gehe deiner Sehnsucht nach, denn deine Sehnsucht zeigt dir den Weg, und wenn du ihr folgst, wirst du das Ziel deiner Sehnsucht finden. Du wirst viel Potenzial in dir entdecken. Und all das wird dir helfen, deine Wünsche und Träume zu erfüllen und das Leben zu leben, das zu dir gehört.

Dies ist das Ende der achten Lektion. Damit ist auch das Level zwei beendet. Im Level drei gehen wir dann noch tiefer in die Kommunikation mit den Pferden. Da werden wir uns mit dem Bewusstsein der Pferde befassen. Mit der Spiritualität, die die Pferde in unser Leben bringen, einer geerdeten Spiritualität. Und mit der Frage, warum Pferde Botschafter sind zwischen den Welten: zwischen der irdischen und der himmlischen Welt.

Platz für deine Gedanken

Kapitel 9

Nimm dich als Teil eines grösseren Ganzen wahr.

Pferde als Herdentiere, als Teil einer Gemeinschaft – Teil des grossen Ganzen.

In diesem neunten Kapitel geht es darum, sich als Teil eines größeren Ganzen wahrzunehmen. Bisher haben wir die Beziehung zwischen Mensch und Pferd angeschaut. Wir haben geschaut, was du als Mensch brauchst, um die Stimmen der Pferde zu hören. Du hast alles erfahren über die Pferde, wie sie wahrnehmen und welche Botschaften sie schicken, und vor welchem Hintergrund sie die Botschaften schicken. Du hast etwas gelernt über das Wesen der Pferde, darüber, wie sie mit Gefühlen umgehen, wie sie Energie wahrnehmen.

Jetzt geht es um Pferde als Herdentiere, um Pferde als Teil einer Gemeinschaft. Und wir gehen noch ein Stück darüber hinaus: Pferde als Teil des großen Ganzen, als Teil all dessen, was hier auf der Erde ist, und auch noch darüber hinaus. Wir berühren Bewusstseinsräume, die jenseits unserer Realität sind.

Pferde sind Herdentiere. Sie sind immer im Austausch, darüber haben wir schon gesprochen. Dadurch können sie sich vor

Feinden schützen, sehr früh wahrnehmen, wenn sich eine Gefahr nähert, und rechtzeitig fliehen.

Aber der Austausch, die Einfühlung in die anderen, dient auch weiteren Zwecken. Sie bedient allgemein das Bedürfnis nach Beziehung, das wir alle haben. Beziehung nährt uns, Beziehung heilt uns, Beziehung lehrt uns. In der Beziehung können wir wachsen. In der Beziehung, im Austausch mit anderen, entwickeln wir unsere Talente. Und das ist auch das Faszinierende an der Kommunikation mit Pferden, dass wir einen Austausch haben, nicht nur unter Menschen, sondern mit einem Tier, also mit einer anderen Spezies. Mit einem Wesen, das ganz andere Ausrichtungen hat, ganz andere Lebensinteressen, ein ganz anderes Bewusstsein, einen ganz anderen Körper und eine ganz andere Wahrnehmung. Dennoch können wir uns mit ihm austauschen, und gerade das bereichert uns. Denn so finden wir Zugang zu einer Wahrnehmung, die wir sonst nicht hätten erleben können. Umgekehrt geht es den Pferden genauso. Die Pferde können durch die Kommunikation mit uns Menschen ebenfalls Zugang finden zu Erfahrungen, die sie in der Pferdeherde nicht hätten.

Pferdeherden streben nach Harmonie. Das kann man wahrnehmen, wenn man eine Herde längere Zeit beobachtet, sich Zeit nimmt, sich hinsetzt und einfach nur zuschaut, wie Pferde untereinander agieren. Bei Pferden geht es in der Herde sehr viel darum, Energie auszutauschen, Energie zu verhandeln und Raum zu verhandeln. Das bedeutet: „Wie viel Raum bekomme ich?“ oder „Wo darf ich stehen?“, zum Beispiel ganz nah am Futter oder ganz nah am Wasser. Wer ist das stärkste Pferd, wer ist überlegen, wer ist unterlegen? Bei Pferden gibt es eine natürliche Rangordnung. Aber die hat sehr wenig zu tun mit den starren Rangordnungen, die wir Menschen schaffen. Bei den Pferden sind die Rangordnungen immer flexibel und werden in jedem Augenblick neu verhandelt.

Etwas anderes sehr Faszinierendes, das wir in Pferdeherden beobachten können, ist, dass die einzelnen Pferde, indem sie ein Teil der Herde sind, nicht ihre Individualität aufgeben. Sie müssen sich nicht anpassen. Sie ordnen sich ein, aber sie ordnen sich nicht unter. Vor unserem Erfahrungshintergrund mag es uns Menschen vielleicht wie eine Unterordnung erscheinen. Aber für Pferde ist es eine Anpassung an die Kräfteverhältnisse. Das einzelne Individuum muss sich nicht aufgeben, um Teil der Herde zu sein. Das heißt, in der Pferdeherde können wir einen entspannenden Ausgleich zwischen Individuum und Gemeinschaft beobachten.

Wenn wir Menschen jetzt diesen Raum der Pferdeherde betreten, werden wir ein Teil davon. Das Pferd erlebt uns als Teil seiner Gemeinschaft. Das heißt, wir werden Teil einer Gemeinschaft, die wir in der Menschenwelt eher selten erleben. Auch in der Menschenwelt gibt es solche harmonischen Gemeinschaften. Aber wenn wir uns umschauen, dann sehen wir, dass sie eher die Ausnahme sind. Das heißt, wir können von den Pferden sehr viel darüber lernen, wie Gemeinschaften harmonisch funktionieren können. Und das ist das wirklich Wertvolle.

Das alles erzähle ich, damit du den Hintergrund der Pferdebotschaften verstehst, damit du verstehst, aus welchem Bewusstsein, aus welcher Situation sie kommen. Wie die Pferde wahrnehmen, wie sie uns Menschen wahrnehmen und einen Ausgleich schaffen mit ihren Botschaften. Wie sie uns unterrichten darüber, wie man Teil einer Herde sein kann. Wie das Herden-Dasein harmonisch funktionieren kann und wie es überhaupt funktioniert.

In Gemeinschaften – und das gilt auch für Pferde – geht es darum, Schutz, Unterstützung und Geborgenheit zu finden. Deswegen brauchen und suchen Pferde Gemeinschaft. Das merkt man in der Pferdehaltung. Pferde, die alleine sind, werden nicht wirklich glücklich. Sie werden eher depressiv, verlieren Energie. Sobald ein Pferd in eine Herde kommt, blüht es auf, kommt es in seine Kraft, entwickelt seine Persönlichkeit, fühlt sich sicher, wird ruhiger und gelassener.

Ich möchte dir eine Geschichte erzähl[illegible] anschaulicher macht.

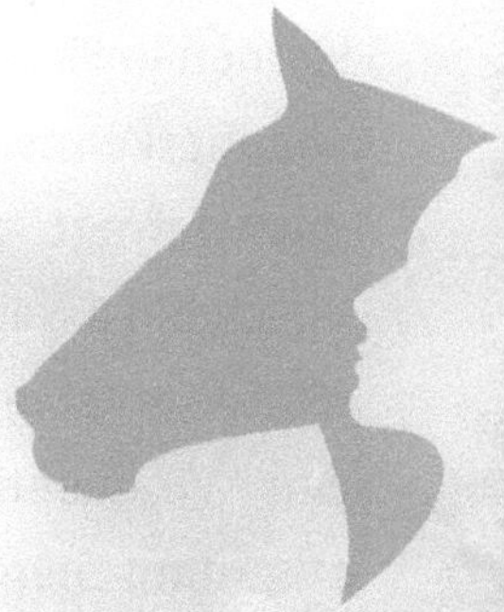

Die Herde

Es handelt sich um eine Herde, mit der ich schon seit ein paar Jahren immer wieder arbeite, und ich habe diese Herde in den verschiedensten Situationen erlebt. Es ist eine Herde, die von der Hofbesitzerin sehr gut betreut wird. Sehr viel hängt davon ab, wie Menschen mit der Verantwortung für eine Herde umgehen.

Aber in diesem einen Jahr, in dem diese Geschichte passiert ist, war die Herde in Aufruhr, weil eines der Pferde gestorben war. Ursache dafür wiederum waren starke Spannungen in der Herde, die sich dann darin entladen haben, dass ein Pferd so getreten wurde, dass es sich schwer verletzt hat und bei der Operation in der Tierklinik gestorben ist. Der eigentliche Ursprung dieser Spannung kam jedoch aus der Menschenwelt um die Herde herum. Die Herde bestand aus Einstellpferden, die jeweils einen Besitzer bzw. eine Besitzerin hatten. In der Gemeinschaft der Besitzer*innen war eine schwierige Situation entstanden, es gab Unstimmigkeiten, und diese Spannung hat sich auf die Herde übertragen, sodass es letztendlich zu diesem dramatischen Ereignis kam.

Das war ein schwerer Schlag für die ganze Gemeinschaft aus Menschen und Pferden. Die Menschen hatten nun Angst um ihre Pferde, und viele stellten den Sinn der Herdenhaltung infrage. Das wiederum hat dazu beigetragen, dass sich die Spannung in der Herde nicht auflösen konnte, sondern im Gegenteil intensiver wurde, und die Hofbesitzerin war sehr besorgt. Hinzu kam, dass sie sich selbst in einer persönlich schwierigen Lage befand. Sie erlebte gerade eine emotional sehr fordernde Scheidung, die ihr Leben auf den Kopf stellte. Sie ging bewundernswert achtsam und bewusst damit um, aber wir alle können in Situationen geraten, die uns überfordern. Auch das müssen wir anerkennen. Dann ist es gut, sich Hilfe von außen zu holen. Sie hat mich gefragt, ob ich nicht irgendetwas tun könne.

Ich bin daraufhin mit einer Gruppe von Teilnehmerinnen, die zu meinem Workshop auf dem Hof gekommen waren, in die Herde gegangen. Wir haben versucht, Kontakt mit den Pferden aufzunehmen, uns auszutauschen, und haben uns mit der Herde verbunden. Ich konnte spüren, dass hinter dieser Spannung, hinter dieser Aggression, die sich in der Herde entladen hatte, eine Angst stand. Die Pferde haben mir gesagt, dass sie nicht wüssten, wo dieses fehlende Pferd jetzt sei. Pferde können sehr gut spüren, wenn ein anderes Wesen weggeht, ganz besonders, wenn es um den Übergang in eine andere Dimension wie den Tod geht. Sehr deutlich haben sie auch die Angst der Menschen gespürt. Die Angst der Menschen davor, was passiert, wenn man stirbt, wurde durch den Tod des Pferdes angerührt. Die meisten von uns können nicht sehr gut mit den Themen Tod und Übergang umgehen. Das heißt, wenn jemand stirbt, weckt das in uns eine große Angst, und diese Angst haben die Pferde in diesem Fall gespürt und mitgetragen.

Es ging also darum, den Pferden zu versichern, dass das verstorbene Pferd auf einem guten Weg ist. Man muss sich klar machen, dass Pferde, die in Kontakt mit Menschen sind, diese Menschen als Teil ihrer eigenen Gemeinschaft empfinden. Und wenn ein Teil der Gemeinschaft Angst vor dem Tod hat, dann entsteht eine Verwirrung, auch für die Pferde. Für die Pferde war es wichtig, dass sie zurückkehren konnten in ihr Pferd-Sein, dass sie die Verantwortung für die Menschen nicht mittragen mussten. Dass sie lernen konnten zu unterscheiden, denn das alles war für sie eine neue Erfahrung.

Ich habe mit den Pferden gesprochen und ihnen gesagt, dass diese Angst vor dem Tod eine menschliche Angst ist. Ich habe ihnen erklärt, warum Menschen Angst haben: Menschen verstehen nicht viel vom Tod, weil sie nicht gelernt haben, sich damit zu beschäftigen oder weil sie gelernt haben, dass der Tod etwas Bedrohliches ist. Ich habe den Pferden gesagt, dass ich weiß, dass es für Pferde anders ist.

In dem Moment habe ich schon gespürt – und es war auch sichtbar – dass eine Entspannung eingetreten ist. Die Pferde haben sich auf einmal gesehen gefühlt von uns Menschen. Es ist zwischen uns Menschen und den Pferden eine Brücke entstanden und sie konnten unterscheiden, was zu den Menschen gehörte und was zu den Pferden. Sie konnten auf diese Weise in ihr Pferdebewusstsein zurückkehren. Sie konnten sehen, dass sich das fehlende Pferd in einem Übergang befand und dass es dabei war, einen guten Platz zu finden. Sie verstanden, dass auch für sie, wenn sie eines Tages sterben würden, dieser Übergang leicht sein würde und sie diesen Ort finden würden.

Die Pferde konnten wieder zu sich und dadurch zur Ruhe kommen. Und sie konnten diese Verantwortung für die Menschen und diese Empathie mit der Menschenwelt ein Stück weit loslassen. Man konnte schon in dem Augenblick, in dem das alles geschah, sehen, wie sich

Ruhe ausgebreitet hat in der Pferdeherde. Viele Pferde waren während dieses Austauschs sehr aufmerksam, sehr präsent, wurden dabei sehr ruhig, haben die Köpfe gesenkt und sind quasi „eingetaucht". Viele Pferde haben spontan abgekaut. Und man konnte sehen, wie danach jedes Pferd seinen Raum, seinen Platz wiederfinden konnte. Diese spannungsgeladene Verhandlung von Räumen, die in der Pferdewelt stattfindet, hat nachgelassen. Am nächsten Tag war die Herde schon viel ruhiger, und diese Entwicklung setzte sich in der folgenden Zeit fort.

Als ich ein Jahr später in diese Herde kam, war sie wie verwandelt: eine wunderbare, harmonische Herde. Eine Herde, die gewachsen war an dieser Erfahrung. Eine Herde, die nun ganz anders mit Menschen in Kontakt trat, weil sie die Angst verloren hatte vor den Menschen. Auch die Menschenwelt hatte eine neue Harmonie gefunden. Alle waren an der Situation gewachsen.

Diese Geschichte zeigt, wie verbunden Pferdeherden sind, wie sehr sie an uns Menschen und an unseren menschlichen Gemeinschaften Anteil nehmen. Und dieses Anteil-Nehmen geht auch noch darüber hinaus. Sie fühlen sich nicht nur als Teil einer Pferdeherde, sondern sie nehmen alle Lebewesen als Teil des Ganzen wahr. Und das hat keine Grenzen. Sie nehmen die Lebewesen auf dem Planeten Erde wahr. Sie nehmen wahr, was unter den Menschen und Tieren geschieht. Sie nehmen Ungleichgewichte wahr. Und es kann auch sein, dass die Pferde jetzt, in dieser Zeit, ganz bewusst die Nähe der Menschen und auch die Kommunikation mit ihnen suchen, weil sie spüren, dass das Ungleichgewicht auf der Erde größer wird, dass die Trennung der Menschen von der Natur größer wird und dass es einen Ausgleich braucht.

All das erzähle ich, damit du verstehst, was die Basis der Kommunikation für Pferde ist: diese Empathie, die sich nicht nur auf ein einzelnes Gegenüber erstreckt, sondern überall hinreicht. Diese Empathie, die Pferde ganz natürlich gegenüber allen Lebewesen empfinden. Sie treffen da keine Auswahl. Sie begegnen jedem genauso, wie er ist. Es gibt keine Exklusivität. Wenn ich eine besondere Resonanz, eine besondere Schwingung mit einem Pferd habe, dann habe ich natürlich eine besondere Beziehung zu diesem Pferd. Aber es ist nicht so, dass ich das festhalten oder wie in einem Vertrag festlegen kann. Das alles spielt für die Pferde keine große Rolle.

Ich möchte dich an dieser Stelle noch mal daran erinnern, was du in Kapitel fünf über Empathie gelernt hast und dass es für uns Menschen wichtig ist, feiner wahrzunehmen, empathischer zu sein und zugleich aufzupassen, dass wir nicht überwältigt werden.

Jetzt möchte ich mir dir noch einen Schritt weiter gehen. Das große Ganze, das die Pferde wahrnehmen, ist nicht nur auf die Lebewesen auf der Erde beschränkt. Sie nehmen auch über den Tod hinaus wahr. Sie nehmen alles wahr, was in anderen Dimensionen, jenseits unserer Realität, stattfindet. Das sind weite Räume, in die man eintauchen kann, und ich möchte mit dir ein Stück weit eintauchen, damit du verstehst, dass die Botschaften, die du empfängst, auch aus diesen Räumen kommen können. Damit du verstehst, dass die Botschaften nicht nur Sinn ergeben in deiner persönlichen Welt, in deinem persönlichen Ich oder auf der irdischen Welt, sondern auch in anderen Welten. Manchmal sind Botschaften rätselhaft und unverständlich, und dann müssen wir überlegen, ob sie vielleicht aus einer anderen Welt stammen. Ich möchte dir zeigen, wie Pferde diese andere Welt wahrnehmen.

Ich möchte dir an dieser Stelle auch sagen, dass wenn du solche Räume jenseits unserer Realität betrittst, du dort auf eine sehr starke und einflussreiche Energie triffst. Deswegen muss man das Ganze mit etwas Vorsicht behandeln. Man darf es nicht auf die leichte Schulter nehmen, denn die Kräfte dort sind sehr stark. Es sind spirituelle, göttliche, überirdische Kräfte. Wir Menschen haben in aller Regel nicht gelernt, gut damit umzugehen. Menschen haben sich zwar immer schon damit beschäftigt, und es gibt darüber viele Lehren, spirituelle Lehren und Erfahrungsberichte. Aber wir müssen uns immer selbst fragen: Wie viel Erfahrung haben wir ganz persönlich damit? Was hat unsere Kultur uns gelehrt? Und wie können wir uns schrittweise vorantasten in diesen Räumen?

Pferde jedoch sind sehr eingebettet in diese Räume, auf ganz natürliche Weise. Sie müssen das nicht lernen und sie können es auch nicht verlernen. Und dieses Eingebettet-Sein in etwas Großes, Ganzes, das sie beschützt und bewegt, das ihnen auch Geborgenheit gibt, ist in meiner Wahrnehmung auch ein Grund für den großen inneren Frieden, den wir finden, wenn wir immer mehr in dieses Sein der Pferde eintauchen. Durch die Pferdebotschaften oder das Zusammensein mit Pferden, oder einfach dadurch, dass wir an Pferde denken. Dadurch, dass wir uns mit ihnen austauschen, entsteht dieser innere Frieden. Und daran kannst du auch merken, dass die Pferdekommunikation, deine Fähigkeit, mit Pferden zu kommunizieren, langsam wächst. Ein Kennzeichen ist, dass du zwar manchmal sehr emotionale Botschaften empfängst, die dich sehr aufwühlen, aber dass darunter zugleich eine Stille wächst, Stille und innerer Frieden. Das ist etwas, was wir manchmal gar nicht so bewusst wahrnehmen, weil es so unspektakulär ist. Aber es ist eine große Kraft, eine große innere Ruhe, eine solide Basis, eine gute Erdung, eine große Stütze für uns, die uns Kraft gibt, im Leben zu bestehen gegenüber all den Herausforderungen, den

Ich möchte dir eine Geschichte erzählen, die ein Beispiel für eine solche Kommunikation über den Tod hinaus ist.

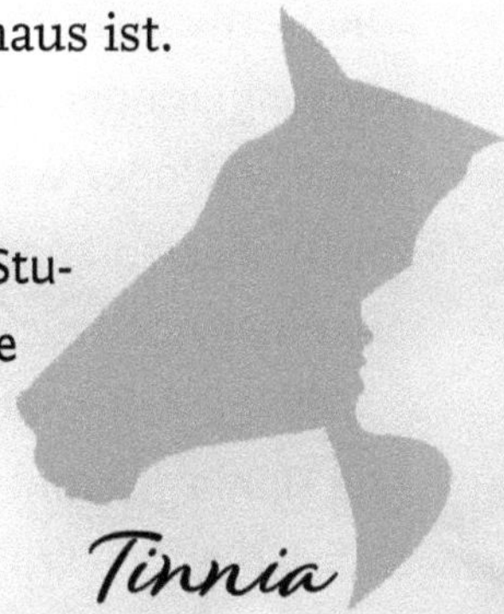

Das ist eine Geschichte, die ich selbst mit meiner Stute Tinnia erlebt habe, dem Pferd, das mich all diese Dinge gelehrt hat. Tinnia war über zehn Jahre lang meine Begleiterin und große Lehrerin. Sie hat mir beigestanden, als ich begonnen habe, das Wissen über Pferdekommunikation in die Welt zu tragen und Menschen zu unterrichten.

Eines Morgens habe ich mit ihr einen Spaziergang gemacht, mich mit ihr ausgetauscht, mit ihr kommuniziert, ständig darauf geachtet, was sie mir zu sagen hatte, ihr meine Fragen gestellt, ihre Antworten ernst genommen. Und bei diesem Spaziergang hat sie mir gesagt: „Du bist jetzt stark. Du hast gelernt, was ich dich lehren wollte. Du kannst jetzt alleine weitergehen. Denke immer daran, dass du jetzt so stark bist, dass du niemand anderen über dich bestimmen lässt. Das ist das, was ich dir wirklich mitgeben möchte. Du bist stark und du alleine bestimmst deinen Weg. Nicht ich und auch niemand anderer. Das ist meine Botschaft."

Am Abend desselben Tages habe ich erfahren, dass sie in der Herde einen Tritt von einem anderen Pferd bekommen und sich dabei den Oberschenkel gebrochen hatte. Die Verletzung war so schwer, dass man sie einschläfern musste.

Die Nachricht erreichte mich, als ich gerade unterwegs zu einem

Seminar war, das ich am nächsten Tag leiten sollte. Ich war wie betäubt. Aber ich wusste auch, dass Tinnia nicht wollte, dass ich umkehre. Denn alles war unter so merkwürdigen Umständen passiert. Sie hatte in einer kleinen Herde gelebt, die seit mehreren Jahren zusammen war. Die Herde war immer friedlich, nie gab es Verletzungen, Auseinandersetzungen oder Spannungen. Niemand wusste, wie diese Sache passiert war oder was der Auslöser dafür gewesen war. Es hat sich für mich alles so angefühlt wie ein göttlicher Wille. Aber die Geschichte war hier noch nicht zu Ende.

Einige Zeit später bekam ich Post von einer Tierkommunikatorin, die Tinnia gekannt hatte und von ihrem Tod erfahren hatte. Diese Frau schrieb mir: „Ulrike, ich weiß nicht, ob ich dich jetzt damit belästige, aber ich möchte das einfach loswerden und du entscheidest selbst, was du mit dieser Botschaft anfängst. Deine Stute hat mich kontaktiert und hat mich beauftragt, dir etwas mitzuteilen."

Und dann schrieb sie mir, was Tinnia mir mitteilen wollte. Und in dieser Botschaft stand genau dasselbe, was sie mir bei dem Spaziergang kurz vor ihrem Tod gesagt hatte. Ich habe es wiedererkannt und ich habe verstanden, dass das Pferd mir über diese Kommunikatorin sagen wollte: „Schau mal, ich bin immer noch da. Ich höre dich immer noch, ich sehe dich immer noch. Und wir können immer noch miteinander sprechen."

Ich glaube, sie hat absichtlich den Weg über diese Frau gesucht und mir ihre Botschaft nicht direkt geschickt, damit ich nicht denke, dass ich mir das nur einbilde. Dadurch, dass es über eine Person ging, die von unserem Austausch nichts wusste und die letzte Botschaft von Tinnia an mich nicht kannte, konnte es kein Hirngespinst von mir sein. Sie hat diese Botschaft von einem Pferd nach dessen Tod empfangen, mit dem Auftrag, sie an mich weiterzuleiten, und das hat mir gezeigt, dass die Verbindung zwischen den Lebenden und den Toten nicht abreißt.

Seither hatte ich viele solcher Kommunikationen mit Tinnia. Und ich spüre, dass sie meinen Weg weiter begleitet und leitet, in vielen Details in meinem Leben. Das ist ein großer Trost für mich und ich lerne dadurch sehr viel über die verschiedenen Welten.

Diese Botschaften, die wir aus anderen Welten empfangen können, sind auch ein Trost, weil sie vieles erklären, was wir sonst nicht erklären können. Sie erklären vieles, das für den Verstand nicht logisch ist, sie erklären bestimmte Dinge, die in unserem Leben passieren, und wenn wir anfangen, auf die Botschaften zu achten, fallen sie uns auf. Wir verstehen dann auch, dass uns etwas innerlich führt, dass da eine Stimme ist, die zu uns spricht, von der wir dann glauben, dass wir sie uns vielleicht nur einbilden, oder dass sie vielleicht nur Ausdruck einer Sehnsucht ist, einer Angst oder eines Schmerzes. Aber wenn wir allmählich durchdringen, wie diese Kommunikation zwischen den Welten beschaffen ist, dann können wir sehen, dass sie etwas überaus Wertvolles ist. Denn die Wesen, die nicht mehr ans Irdische gebunden sind, haben eine sehr freie Sicht. Sie sind nicht mehr an die Schmerzen des Körpers gebunden, sind den Gefühlen nicht mehr so sehr ausgeliefert. Sie sind nicht mehr in Details des Alltags gefangen. Sie können das große Ganze sehen, und aus diesem Überblick heraus können sie uns den Weg zeigen. Und wenn wir diesem Weg folgen, führt er uns in den Frieden, in die innere Ruhe und Harmonie. Wir verlieren auch die Angst, alleine zu sein. Die Angst, geliebte Menschen für immer zu verlieren. Und auch die Angst vor dem Tod.

Die Pferde zeigen uns etwas, das wir, wie schon erwähnt, auch in den Religionen und in spirituellen Wegen auf der ganzen Welt in den verschiedensten Formen finden. Aber sie zeigen es uns auf eine geerdete, ganzheitliche Weise.

Wenn wir mit Pferden kommunizieren, die hier auf der Erde leben, dann können wir eine Spiritualität erleben, die sehr weit, sehr umfassend und sehr urteilsfrei ist, und die doch zugleich den Körper und das irdische Leben einbezieht.

Dadurch können wir hier auf der Erde eine weitere Dimension der Realität wahrnehmen. Wir sehen nicht mehr nur die Oberfläche, erkennen nicht nur das, was wir unmittelbar fühlen und wahrnehmen, sondern wir können sehen, dass hinter unserer Realität eine weitere Realität ist, eine, die aus Energie besteht und die sehr verwoben ist. Eine Realität, die uns das Wesen der Dinge unter der Oberfläche offenbart. Das ist etwas Geheimnisvolles, Mysteriöses und sehr Schönes. Und der Weg dorthin hört nie wirklich auf, denn wir können unendlich viele Geheimnisse entdecken. Diese Welt bleibt immer faszinierend.

Genau das macht die Pferdebotschaften so einzigartig. Sie bringen etwas Himmlisches auf die Erde. Sie bringen etwas Spirituelles in unsere ganz konkrete Welt. Ein Symbol dafür ist das geflügelte Pferd, Pegasus. Bereits vor zweitausend Jahren haben die Griechen diese verschiedenen Dimensionen von Realität wahrgenommen und sie in ihren Mythen beschrieben, in den Figuren und Gestalten, die in den Mythen vorkommen.

Darin kommt eben auch das geflügelte Pferd vor, das bei den Griechen für Kreativität steht. Es gilt auch heute noch als die Muse der Künstler und der Dichter. Das geflügelte Pferd steht für Heilung, für Heldentum und für Inspiration. Und es zeigt uns, dass starke und nachhaltige Kraft und Inspiration aus einem göttlichen Bereich kommen, aus etwas, das größer ist als wir selbst. Als etwas, das auch größer ist als unsere irdische Realität.

Zum Schluss möchte ich dir noch eine Geschichte erzählen, die ich mit einem Pony erlebt habe. Es ist eine Erfahrung, die sich mir sehr eingeprägt hat.

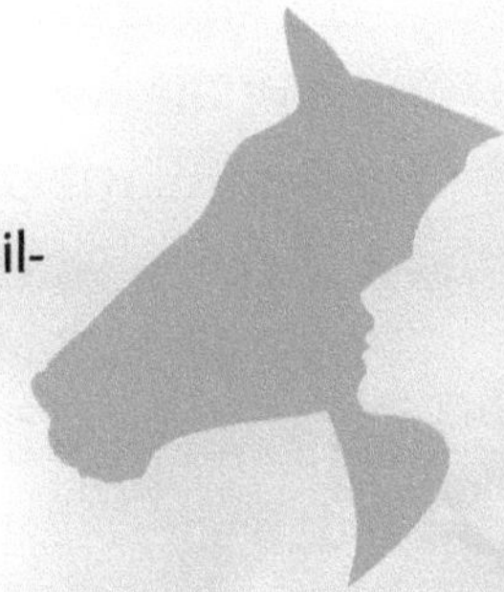

Das Pony und ich

Es war auf einem Workshop, und ich wollte die Teilnehmer*innen zu einer Meditation anleiten. Das Ziel war, dass sich alle fühlen können sollten wie ein Pferd. Das ist ein anspruchsvolles Ziel, aber ich hatte diese Meditation schon öfters gemacht und man kann damit wirklich recht tief eindringen in die Wahrnehmung der Pferde.

Wir sind dazu an einen besonderen Ort gegangen. Es war ein Steinbruch mit einem Betonboden, ein ziemlich großer, breiter Raum. Der Boden war betoniert, bis auf eine einzige Stelle, wo der Beton gebrochen und Gras hindurchgewachsen war. Ich hatte ein Pony dabei, Topsy, das ich geführt habe. Dieses Pony ist sofort zielstrebig auf das Gras zugelaufen und hat angefangen zu fressen.

Während ich mich selbst auf die Meditation vorbereitet habe, wurde mir bewusst, dass wenn ich diese Meditation gut anleiten würde, wenn ich die Menschen wirklich in das Pferdebewusstsein bringen würde, das Pony aufhören würde zu fressen. Und ich habe plötzlich verstanden, dass das die Herausforderung war: Wenn ich das Pferdebewusstsein treffen würde, würde das Pony aufhören zu fressen.

Während ich die Meditation angeleitet habe, habe ich ganz andere Dinge gesagt, als ich mir eigentlich vorgenommen hatte. Der Text kam über das Pony zu mir und es gab eine Feedbackschleife zwischen mir und Topsy: Über das Pony habe ich den Text empfangen, und das Pony hat gemerkt, dass ich ihn empfange und genauso weitergebe. Und dadurch hat das Pony neue Texte geschickt.

Das äußere Anzeichen war, dass Topsy tatsächlich aufhörte zu fressen. Sie war so absorbiert von unserem Austausch, dass sie das Gras darüber vergaß. Daran erkannte ich, dass die Botschaften wirklich von ihr kamen.

Die Meditation hat ungefähr eine Viertelstunde gedauert. Und dieser Austausch mit dem Pony war so unglaublich intensiv, dass ich danach selbst zum ersten Mal so tief wie nie zuvor im Pferdebewusstsein war. Das war ein unglaublich schönes Gefühl.

Ich kann mich sehr gut erinnern, dass ich zu meiner Co-Trainerin gesagt habe: „Ich möchte nicht zurückkehren in die Menschenwelt."

Ich bin zurückgekehrt, aber diese Erfahrung wird immer ein Teil von mir sein. Und ich möchte dir eine Botschaft weitergeben, die bei mir hängengeblieben ist, und die zum Ausdruck bringt, was ich dir in diesem Kapitel vermitteln möchte über die Kommunikation mit Pferden. Es ist dieser Satz von Topsy: *„Ich bin nur ein kleiner Teil des großen Ganzen. Aber das große Ganze ist ein Teil von mir."*

Und darin kommt genau das zum Ausdruck: Es ist keine einseitige Kommunikation. Ich bin Teil des Ganzen und das Ganze ist auch Teil von mir und dadurch werde ich wirklich groß. Dadurch werde ich größer, als ich selbst bin. Und ich kann mich selbst als etwas wahrnehmen, das größer ist, als ich bin.

Das macht mich stark und ruhig und das gibt mir Frieden und Geborgenheit. Und das wünsche ich auch dir von ganzem Herzen.

Wir treffen uns wieder in Kapitel zehn.

Platz für deine Gedanken

Kapitel 10

Was ein Spirit-Horse ist und wie man mit ihm kommunizieren kann.

Willkommen im zehnten Kapitel! Was ist ein Spirit-Horse?

Ein Spirit-Horse ist ein Pferd, bei dem es nicht so sehr darum geht, ob es einen physischen Körper hat oder ob du es auf der irdischen Ebene erreichen, also anfassen, kannst. Spirit-Horses sind Pferde, die entweder verstorben sind, oder es handelt sich um sogenannte Pferde-Archetypen, wie zum Beispiel Pegasus, das geflügelte Pferd. Es können auch lebende Pferde sein, wenn sie einen sehr starken Spirit haben, das heißt ein hohes spirituelles Bewusstsein, das sie uns gerne zeigen, wenn wir anfangen, es wahrzunehmen. So wie zum Beispiel Kasim, der arabische Wallach, von dem ich bereits erzählt habe.

Zu den Spirit-Horses gehören zum Beispiel auch die sogenannten „Pferdeahnen“. Auch darauf möchte ich näher eingehen. Wenn wir mit Spirit-Horses kommunizieren, begeben wir uns auf eine Ebene, auf der wir viele vorgefasste Meinungen über die Beschaffenheit unserer Welt und unserer Realität loslassen müssen. Und es ist auch nicht jedermanns Sache. Es geht mir nicht darum, irgendjemanden zu missionieren oder zu überzeugen, dass es so etwas wie ein Spirit-Horse gibt, oder dass wir sogar mit einem Spirit-Horse sprechen können. Das ist nicht mein Anliegen. Die Kommunikation mit Spirit-Horses ist auch etwas, was ich nicht so sehr in die Öffentlichkeit trage, weil ich weiß, dass manche Menschen sich in ihrer religiösen Vorstellung angegriffen fühlen.

Warum ich es hier trotzdem bespreche, liegt daran, dass immer wieder Menschen zu mir kommen, die Botschaften von solchen Spirit-Horses empfangen haben und die nicht wissen, wie sie damit umgehen sollen. Sie sind verwirrt, verstehen nicht, was da passiert oder glauben, dass etwas mit ihnen nicht stimmt.

Deswegen möchte ich erzählen, was ich selbst mit Spirit-Horses erlebt habe und welche guten Erfahrungen ich gemacht habe. Ich möchte erzählen, wie man sicher und geschützt mit solchen Spirit-Horses kommunizieren kann, immer mit der Absicht, dass es zum Besten aller Beteiligten ist, zu deinem Besten und auch zum Besten des Pferdes. Das möchte ich vorausschicken.

Ich möchte beginnen mit dem, was man die „Pferdeahnen" nennt. Das ist ein Begriff, den ich von Linda Kohanov kenne, bei der ich studiert habe. Linda Kohanov ist die Autorin von „Das Tao des Equus" und anderer spiritueller Bücher über Pferde, die weltweit verbreitet sind.

Dieser Begriff „Pferdeahnen" ist zunächst einmal einfach ein Begriff. Entscheidend ist, dass wir Erfahrungen damit machen. Erst dann wird dieser Begriff mit Leben gefüllt. Die Pferdeahnen stellt man sich in der Regel vor als eine Herde von Pferden. Die Größe dieser Herde ist vollkommen unbestimmt, weil mit „Pferdeahnen" das Kollektiv, die Gemeinschaft aller Pferde, die jemals auf der Erde gelebt haben, gemeint ist, die Seelen all dieser Pferde und auch ihr kollektives Bewusstsein, also die Erinnerungen dieser Pferde, ihre gemeinsame Geschichte.

Darauf möchte ich ein wenig eingehen, weil wir oftmals in Kontakt kommen mit diesem Bewusstsein der Pferdegemeinschaft – also nicht nur mit einem einzelnen Pferd, sondern mit der Gemeinschaft –, weil Pferde sehr gemeinschaftlich wahrnehmen, wie du ja gelernt hast. Sie sind sehr empathisch, sie sind Herdentiere, sie sind ausgerichtet auf den anderen, während sie gleichzeitig sehr gut bei sich bleiben können. Sie leben in diesem kollektiven Spirit, der ihnen Schutz, Geborgenheit und auch Identität gibt.

Schon oft haben Menschen mir gesagt: „Wenn ich an die Pferde denke, spüre ich manchmal eine so große Traurigkeit. Und diese Traurigkeit hat nichts zu tun mit einer persönlichen Traurigkeit. Ich kann das ganz gut unterscheiden für mich. Es ist eine andere Art von Traurigkeit. Sie hat auch nichts zu tun mit einem Pferd, das aktuell in meinem Leben ist oder um das ich mir Sorgen mache. Es ist etwas anderes."

Oft ist das eine Traurigkeit, die aus dem Kollektiv der Pferde kommt, von den Pferdeahnen. Und wenn wir uns die Geschichte der Pferde anschauen, dann finden wir auch die Ursachen für diese Traurigkeit. Man muss wissen, dass die Pferde eine sehr alte Spezies sind. Die ersten Formen von Pferden, die man gefunden hat, sind fünfzig Millionen Jahre alt. Sie sind als Spezies viel älter als die Menschen. Das kann man in gewisser Weise auch spüren, wenn man sich in diesen Spirit der Pferdeahnen begibt. Dazu kommt dann meist auch ein wenig diese Stille und Gelassenheit, die die Pferde ausstrahlen und mit der sie uns anstecken, und dieses Gefühl, dass sie mehr Weisheit haben als wir, dass sie mehr Erfahrung, viele Millionen Jahre mehr Anwesenheit auf diese Erde haben. Das sind einfach Fakten.

Dann kann man sich die gemeinsame Geschichte von Pferden und Menschen anschauen. Sie ist ungefähr 6000 Jahre alt. Aber so richtig akut war sie ungefähr von 1000 v. Chr. bis 2000 n. Chr.

Jetzt sind wir in einem neuen Zeitabschnitt. In der Geschichte zwischen Menschen und Pferden waren die Pferde hauptsächlich Hilfen, um die menschliche Zivilisation voranzubringen. Ohne die Pferde hätte sich die menschliche Zivilisation bei Weitem nicht so schnell entwickelt, wie es der Fall ist. Denn die Pferde haben Transport erlaubt, viel schneller und über viel weitere Strecken, als es für die Menschen sonst möglich gewesen wäre. Und zwar noch bis vor Kurzem, bis zur Erfindung der Eisenbahn und des Autos und Flugzeuges. Das hat Verbindung geschaffen zwischen den Völkern, das hat wirtschaftlichen Austausch ermöglicht.

Der zweite Dienst, den die Pferde für die Menschen geleistet haben, ist der Kriegsdienst. In den Kriegen waren diejenigen, die Pferde hatten, erfolgreicher, weil sie schneller angreifen und sich auch schneller zurückziehen konnten, weil sie wendiger waren.

Auch als Arbeitstiere in der Landwirtschaft haben Pferde große Leistungen vollbracht und zur Ernährung der Menschen beigetragen.

Wenn man diese Geschichte anschaut, dann sieht man, dass Pferde den Menschen in vielen Bereichen gedient haben. Oft wurden Pferde benutzt und ausgebeutet, auch misshandelt oder wider ihre Natur eingesetzt. Das sind Dinge, die geschehen sind, und die sind gespeichert in unserem kollektiven Bewusstsein und auch im kollektiven Bewusstsein der Pferde. Daher kommt diese Traurigkeit.

Viele Menschen, die ich bei meinen Workshops oder im Coaching treffe, haben ein starkes Empfinden dafür, dass wir die Pferde nicht fair behandelt haben, sie haben das Gefühl, dass wir den Pferden etwas schulden, dass die Pferde etwas Besseres verdient haben. Und es gibt ein Staunen darüber, dass die Pferde immer noch so auf uns zukommen, jetzt, wo sie wieder freier sind.

Im Moment befinden wir uns in einer Phase des Übergangs. Die Pferde werden nicht mehr gebraucht für den Transport, für den Krieg, für die Arbeit. Jetzt sind die Pferde für unsere Freizeit oder für den Sport da. Es ist bemerkenswert, dass die Pferde immer noch da sind, nachdem sie nicht mehr „gebraucht" werden. Man hätte glauben können, dass Pferde aus unserer Welt verschwinden. Aber das Gegenteil ist der Fall.

Es gibt mehr Pferde als je zuvor. Pferde haben jetzt eine neue Aufgabe. Sie dienen den Menschen immer noch, im Sport und in der Zucht. Aber Pferde bekommen nach und nach eine zusätzliche, neue Aufgabe, und das ist etwas, was man weltweit bemerken kann. Immer mehr Menschen entdecken, dass Pferde uns etwas geben können, dass Pferde heilen können, dass Pferde Therapeuten sind und dass Pferde uns auch spirituell berühren können. Dass Pferde uns verbinden können mit uns selbst und mit der Natur. Dass wir Ruhe und Ausgleich und Entspannung finden bei den Pferden. Dass wir von Pferden lernen können, besser für uns zu sorgen, besser für uns einzustehen. Dass wir von Pferden lernen können, was bedingungslose Liebe ist und wie wir uns mit allem verbinden. Dass wir von Pferden eine ganz neue Art des Reitens lernen können und vieles mehr.

Vielleicht werden am Ende die Pferde diejenigen sein, die den Menschen bewusst machen, dass sie die Natur und den Planeten nicht weiter zerstören dürfen, weil wir auf die Natur angewiesen sind. Und Pferde können das, weil sie den Menschen so nahe sind, weil sie diese besondere Empathie haben und weil Menschen den Pferden zuhören, weil sie von Pferden fasziniert sind.

Ich möchte dir zu dem Thema „Pferdeahnen" nun die Geschichte von Merlin erzählen.

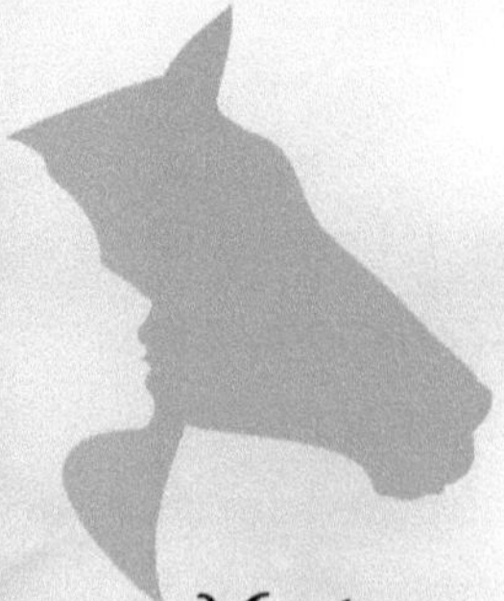

Merlin

Merlin war ein arabischer Hengst, den Linda Kohanov in einem Stall gefunden hatte, wo er von seinem Besitzer zurückgelassen worden war. Merlin war schwer traumatisiert. Linda hat ihn zu sich genommen und er wurde ihr großer Lehrer. Eines Tages hat sie eine Reise zu seinem Spirit gemacht, um etwas über sein Wesen herauszufinden und über das, was er als Lehrer für die Menschen mitbrachte. Auf dieser Reise hat Linda ein Bild von einem Pferd im Krieg gesehen, das seinem Reiter treu gedient hat bis zum Schluss, bis es in einer Schlacht aufgespießt wurde. Ein Pfahl drang in seine Brust. Sie konnte diese Szene sehr deutlich sehen. Danach hat sie gesehen, wie ihm der Kopf abgeschnitten und begraben wurde.

Später dann hat sie in einem griechischen Mythos eine solche Geschichte gefunden, in der es auch um den abgeschnittenen Kopf eines Pferdes ging. Linda schreibt darüber in ihrem Buch „Der bewusste Weg mit Pferden“, das Kapitel heißt „Merlins Spirit“.

Ich habe Merlin, den Hengst, kennengelernt. Er hat damals auf der Apache Springs Ranch, der Ranch von Linda Kohanov in Arizona, USA, gelebt. Es war mein erster Workshop bei Linda. Und am zweiten Tag nachdem ich dort angekommen war, habe ich erfahren, dass Merlin in der Nacht ums Leben gekommen war.

Auf der ganzen Ranch gab es große, eingezäunte Weiden, aber nur an einer einzigen Stelle gab es einen Metallpfahl an einer Abzäunung. Merlin ist irgendwie aus seiner Koppel herausgekommen, vielleicht hat jemand das Tor aufgelassen, das wissen wir nicht. Er ist hinübergerannt zu seinem Sohn, dessen Name „Spirit“

war und der auf einer anderen Koppel stand. Er hat angefangen, mit dem Sohn über den Zaun hinweg zu kämpfen. Über diesen Kampf hat Merlin sich selbst gepfählt, mit diesem Eisenpfahl, und das hat ihn das Leben gekostet. Er ist also auf dieselbe Art und Weise gestorben ist, wie Linda es in ihrer Vision gesehen hat.

Das hat viele Menschen, die das Buch gelesen hatten, beeindruckt, und auch für mich entstand der Eindruck, als ob die Vergangenheit und die Gegenwart verknüpft sind, denn diese Gleichheit der Vorgänge war schon verblüffend. Als hätte der Hengst diesen Inhalt von Lindas Vision, die in einem Buch veröffentlicht war, als reales Erlebnis wiederholt. Wie auch immer man sich das erklären mag, es bewegte mich.

Ich kann mich sehr gut an die Tage nach Merlins Tod erinnern. Es herrschte eine ganz eigenartige Stimmung auf der Ranch, die nicht nur die Menschen angesteckt hat, sondern auch die Pferde. Ich habe viel Zeit verbracht, um am Rand der Koppeln zu sitzen und die Pferde zu beobachten. Und die Pferde haben mit mir gesprochen auf eine Art und Weise, die mich tief berührt und beeindruckt hat.

Zu diesem Zeitpunkt war ich noch nicht sehr offen, hatte noch nicht sehr viel Erfahrung in der Kommunikation mit Pferden. Und ich konnte sehen, dass die Pferde einen Weg suchten, mir etwas zu zeigen. Was sie nämlich getan haben, war, dass sie sich in der Herde in Positionen aufgestellt haben, in Bildern, die ich von den Kraftkarten, die Linda Kohanov gestaltet hatte, kannte.

Zum Beispiel stellten sich zwei Pferde Kopf an Kopf gegenüber auf, so wie es in einem Bild in Lindas Buch über Merlin und seinen Sohn Spirit dargestellt ist. Ich konnte auch erkennen, dass sie es anscheinend mit Absicht taten – und dass sie es wie in Bezug auf mich taten. Das war ein eigenartiges Gefühl. Ich habe da zum ersten Mal erlebt, dass Pferde so etwas wie „Aufstellungen“ machen, etwas, was heute eine verbreitete Methode ist: „Aufstellungen mit Pferden“. Das bedeutet, dass Pferde unbewusste Gefühle oder Gefühlskonflikte in Menschen durch die Art, wie sie sich positionieren, sichtbar machen. Ich kann hier nicht genauer darauf eingehen, denn das ist ein eigenes großes Thema für sich. Ich erwähne es hier, weil es zeigt, dass Pferde sehr spirituelle Inhalte wahrnehmen, ausdrücken und kommunizieren können, spirituelle Themen wie Leben nach dem Tod oder Verbindung zu vergangenen Leben oder zum kollektiven Bewusstsein, wie es sich auch in den griechischen Mythen zeigt.

Es schien, als wüssten die Pferde, welche Bilder sie mir schicken mussten, damit ich sie verstehen konnte, nämlich Bilder, die ich erkannte, die zu mir sprachen, die ein Aha-Gefühl in mir weckten. Sie haben diese Bilder wirklich physisch nachgestellt, haben sich in bestimmte Positionen begeben, um mit mir zu sprechen. Irgendwann war es so deutlich, dass ich nicht mehr sagen konnte, dass das Zufall oder Einbildung war. Ich habe entschieden, es ernst zu nehmen, und dann haben sie erst richtig angefangen, mir Konstellationen zu zeigen, mir Geschichten zu erzählen, und vor allem mir zu erzählen, dass alles, was mit den Pferden passiert und was die Pferde tun – und ganz besonders ihr Tod – eine Bedeutung hat. Nichts davon passiert zufällig.

Ich erzähle dir eine kleine Geschichte dazu, damit es noch deutlicher wird, was ich meine: Bei einem meiner Horse & Spirit Festivals habe ich den Menschen gezeigt, wie sie diese Aufstellungs-Bilder der Pferde sehen können. Wir waren in einer großen

Reithalle, ca. 50 Menschen und eine Herde Ponys. Es war eine sehr friedliche Stimmung.

Ein junges Paar saß auf dem Boden, Rücken an Rücken. Zwei der Ponys hatten sich links und rechts des Paares aufgestellt, wie um das innige Bild von den beiden zu rahmen. Ich machte die Teilnehmer*innen des Workshops aufmerksam auf das Bild und sagte: „Man kann das natürlich für Zufall halten."

In dem Moment bewegten sich die Ponys und stellten sich hinter das Paar, Kopf an Kopf in einer innigen Verbindung, die uns sagte: „Glaubt ihr es jetzt?"

Wir Menschen hatten es verstanden.

Wenn du also eine Botschaft oder auch nur das Gefühl bekommst, dass du Kontakt zu den Pferdeahnen hast, nicht unbedingt zu einem einzelnen, lebenden Pferd, sondern dass etwas anderes spürbar ist, dann sieh es dir genauer an. Und schau, was es dir sagen möchte, beobachte, was du dabei fühlst und was bei dir ankommt.

Auch die Botschaften der Pferdeahnen sind immer an dich persönlich gerichtet. Sie haben eine Form, die zu dir persönlich spricht. Mach dir Notizen, denn oft sind es nur Bruchstücke von Botschaften, oder diese Botschaften bilden eine Geschichte, die sich erst nach und nach zusammensetzt.

Jetzt möchte ich mit dir über die Kommunikation mit einzelnen Spirit-Horses sprechen und mit dir in eine solche Kommunikation einsteigen. Dabei ist es wichtig, dass du all das anwendest, was du bis jetzt gelernt hast. Dieses Bei-dir-Sein, dieses Geerdet-Sein, dieses Präsent-Sein, dieses Urteilsfrei-Sein, dieses Offen-Sein für etwas, das zu dir kommt und das du vielleicht noch nicht kennst. Diese Offenheit im Gefühl, im Herzen, auch in deinen Gedanken, in deiner Spiritualität. Wenn Spirit-Horses zu dir sprechen, treffen sie dich tief in deinem Bewusstsein, in einer Schicht deines Bewusstseins, die du wahrscheinlich noch nicht kennst. Spirit-Horses sind Bewusstseinsöffner. Sie öffnen uns für ein tieferes Bewusstsein, für eine tiefere Wahrnehmung unseres Seelenweges. Solche Botschaften können sehr stark sein, aber du brauchst dich nicht vor ihnen zu fürchten.

Ich möchte dir zunächst sagen, welche Arten von Spirit-Horses sich zeigen können. Da ist einmal Pegasus, das geflügelte Pferd, das es auch in anderen Kulturen gibt. Es hat unterschiedliche Namen, aber es ist immer ein Pferd mit Flügeln, das fliegen kann. Es ist ein Pferd, das sich zwischen Erde und Himmel bewegt und Zeit und Raum überwinden kann.

Dann gibt es das Einhorn. Auch das Einhorn kann in vielen Formen auftauchen. Es ist ein sehr zartes, sehr ätherisches und sehr flüchtiges Pferd. Wenn es sich zeigt, dann spricht es zu deiner Sensibilität, zu deinem Feingefühl und weckt tiefe Gefühle von Liebe, Zuneigung und Hingabe. Es kann auch sein, dass ein verstorbenes Pferd Kontakt zu dir aufnimmt. Das ist für die Menschen manchmal schockierend, wenn man der Überzeugung ist, dass es kein Leben nach dem Tod gibt. Ich möchte dir aber sagen, dass ich sehr viele Menschen kenne, die Kontakt zu verstorbenen Pferden haben. Und das sind ganz geerdete, vernünftige Menschen, die eines Tages ein Pferd verloren haben und dann entdeckt haben, dass dieses Pferd auch nach dem Tod weiter mit ihnen Kontakt hält und dass es sie führt und beschützt. Das können sehr berührende, tiefe Beziehungen sein. Was ich dir sagen möchte, ist: Du bist nicht alleine, wenn du eine solche Erfahrung machst.

Ein Spirit-Horse kann auch ein lebendes Pferd sein, das sich ganz plötzlich von seiner spirituellen Seite zeigt. Es zeigt dir plötzlich, dass es viel mehr ist als ein physischer Körper, viel mehr als ein Pferd, das Hunger hat und laufen möchte. Es ist dann eine Berührung auf einer Ebene jenseits unserer Realität. Es ist eine feine Berührung, eine Berührung, die dich in Erstaunen versetzt. Du hast das Gefühl, eine Entdeckung zu machen oder ein Wunder zu erleben. Wenn du Wunder mit Pferden erlebst, zum Beispiel eine wunderhafte Heilung, oder Dinge, die plötzlich möglich sind, oder Pferde, die plötzlich in dein Leben kommen, dann geht das oft einher mit einer Energie des Staunens und der Berührung von etwas Göttlichem oder einer Kraft außerhalb unserer irdischen Realität.

Oft passiert es auch, dass bestimmte Pferde in dein Leben kommen wollen. Ich kenne viele Geschichten von Pferdebesitzer*innen darüber, wie ihre Pferde zu ihnen kamen. Und aus meiner Erfahrung kann ich dir sagen: Alles ist möglich. Der Eindruck, den man gewinnt, wenn man all diese Geschichten hört, ist, dass die Pferde einen Weg in das Leben eines ganz bestimmten Menschen suchen. Und dass sie Wege finden, auch wenn sie nicht sprechen können, auch wenn sie irgendwo eingesperrt sind in einem Stall an einem ganz anderen Ort, auch wenn du nichts von ihnen weißt – sie finden trotzdem Wege. Sie erscheinen in Träumen, sie erscheinen in Visionen. Sie sehen dich mit einem bestimmten Blick an, wenn du zu einem Stall kommst. Sie kommen auf dich zu, sie berühren dich, du entdeckst sie in einer Zeitschrift oder in einer Anzeige. All das ist möglich.

Ich selbst zum Beispiel habe das Pferd, das vor einem Monat in mein Leben kam, schon fünf Jahre zuvor in einer Vision gesehen. Genau dieses Pferd. Und es hat mir auch eine Geschichte erzählt, die erst passieren musste, damit es in meinem Leben kam. Zuerst musste meine andere Stute sterben. Das wusste ich damals noch nicht, aber ich habe das Bild gesehen, wie meine Stute auf die Pferdeahnen zugeht, zu ihrer Herde. Damals habe ich noch nicht so weit zu denken oder zu fühlen gewagt, dass sie tatsächlich ihr Zuhause bei den Pferdeahnen sucht oder dorthin abgerufen wird. Und ich wusste auch nicht, dass dieses andere Pferd dann in mein Leben kommen würde.

Als ich das Pferd dann aber gesehen habe – auch an einem Ort, an dem ich es nie erwartet hätte und wo ich es auch nicht gesucht hatte – da habe ich es erkannt. Ich wusste, das ist das Pferd. Und obwohl die Umstände nicht einfach waren, habe ich sofort Ja gesagt und ich bin ganz sicher, dass es eine gute Entscheidung war. Dieses Pferd war Salim. Ich fand ihn in Frankreich, zu einer Zeit, als ich nicht nach einem Pferd suchte und auch nicht wusste, wohin das führen sollte, denn ich lebte zu dieser Zeit in Jamaika und in den USA.

Ich möchte dich nun zu einer Meditation mit einem Spirit-Horse einladen. Nimm dir etwas Zeit; es muss nicht lange dauern, es geht um einen Austausch. Sobald dieser Austausch stattgefunden hat, ist die Kommunikation für die Pferde normalerweise beendet, es sei denn, sie wollen ausnahmsweise noch länger dableiben.

Ich bitte dich, dich ganz auf dich zu fokussieren, ich werde dich führen. Komm ganz zu dir und schau, ob dein Bewusstsein ganz klar ist und deine Energie ganz rein. Suche einen Ort in dir, oder einen Ort in der Natur, in deiner Vorstellung, wo du dich ganz sicher, und beschützt und verbunden fühlst, jenseits von allen Äußerlichkeiten. Wo du einfach bei dir bist, bei deinem Wesen. Wo du dich gut fühlen kannst, wo du dich angenommen fühlst von dir selbst.

Dann öffne dich und lade ganz bewusst ein Spirit-Horse ein, das sich zeigen möchte, jetzt in diesem Augenblick, um einen Austausch mit dir zu haben. Und dann schau, welches Spirit-Horse sich zeigen möchte. Sei ganz ohne Erwartung. Erwarte nicht ein Bild oder eine Form oder ein Wort. Erwarte nichts und schau, was sich zeigt. Wenn ein Pferd auftaucht, kannst du es einfach fragen: „Bist du das Spirit-Horse, das zu mir kommen möchte?“

Dann schau, ob es antwortet. Ob es zu dir kommt, ob es zu dir schaut, ob du das Gefühl hast, die Energie kommt näher. Vielleicht spürst du auch nur die Energie. Fixiere dich nicht auf ein Bild. Und schau, dass du diese Energie im Körper spüren kannst, im Herzen. Wenn es eine Pferde-Energie ist, dann ist es eine schöne Energie, eine weiche, sanfte und wohlwollende Energie. Wenn du möchtest, schau, was für eine Energie dieses Spirit-Horse hat. Ob du die Energie eines Spirit-Horse fühlen kannst, ob es sich anders anfühlt als die Energie eines lebenden Pferdes. Vielleicht ist sie körperloser, spiritueller.

Und dann frage das Spirit-Horse, was es dir zeigen möchte, was sein Wesen ist oder welche Botschaft es für dich hat. Ich empfange jetzt eine deutliche Botschaft. Ich muss schmunzeln. Das Spirit-Horse sagt mir: „Deine Texte und Botschaften sind wirklich wichtig und du musst mehr davon machen. Du musst mehr von diesen Botschaften unter die Menschen bringen." Und es zeigt mir auch gerade wie und wo.

Was kannst du entdecken? Vielleicht zeigt es dir auch einen Ort, oder gibt dir einen Hinweis auf etwas, das wichtig ist für dich. Vielleicht zeigt es dir etwas über Heilung oder eine Krankheit deines Pferdes. Oder deine eigene Krankheit.

Empfange die Botschaft. Vielleicht kommen auch mehrere, wenn du länger dableibst, dann entspinnt sich vielleicht eine Geschichte, aber ich möchte gern, dass du diesmal für den Anfang nur eine Botschaft nimmst. Sag dem Pferd, dass du dich freust, dass die Botschaft angekommen ist, wenn sie bei dir angekommen ist. Und sage ihm, dass du wiederkommen wirst, dass du dich mit ihm verabreden möchtest, damit es dir vielleicht mehr zeigt. Zeige ihm dein Interesse und deine Offenheit. Dann wird es gerne zu dir kommen.

Dann verabschiede dich wie von einem guten Freund. Oder von einem Menschen, einem Wesen, das du gerade kennenlernst. Verabschiede dich ganz bewusst und wertschätze die Begegnung. Dann kann eure Beziehung wachsen.

Platz für deine Gedanken

Jetzt möchte ich dir noch eine Geschichte erzählen von einem Spirit-Horse und einer Botschaft, die ich bekommen habe. Und diese Geschichte erzähle ich dir als Beispiel dafür, dass Spirit-Horses gerne Geschichten erzählen.

Das Wertvolle bei Spirit-Horses ist, dass man eine Beziehung mit ihnen anfängt. Und dass diese Beziehung immer weiter geht, und dass diese Pferde dich auf deinem Weg führen. Auf deinem Lebensweg, deinem Herzensweg, deinem Seelenweg, auf dem, was wirklich wichtig für dich ist. Und dass sie es oft durch eine Geschichte tun. Nimm, wenn du mit ihnen kommunizierst, auch die Details wichtig. Oft kommunizieren sie über Details, die einem am Anfang nicht gleich auffallen.

Deswegen ist es sehr hilfreich, eine solche Kommunikation aufzuschreiben in dein Tagebuch. Denn wenn du dieses Pferd später wiedertriffst, vielleicht Wochen später, vielleicht sogar Monate später, dann kannst du nachlesen, was du eingetragen hast über die Begegnung. Und oft wirst du staunen, weil du ein Detail wiederentdeckst, das erneut auftaucht oder das in der Geschichte eine neue Bedeutung bekommt.

Ich erzähle dir jetzt mein Beispiel.

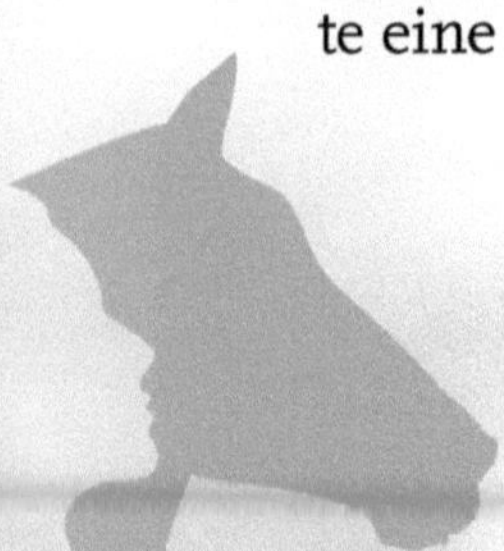

Der Palomino

Eine Zeit lang kam ein Spirit-Horse zu mir, ein Palomino. Ein Palomino ist ein hellbraunes, kamelfarbenes Pferd mit einer weißen Mähne. Das ist eine bestimmte, seltene Farbzeichnung. Palominos sind königliche Pferde, weil sich ihre Farbzeichnung nur rezessiv weitervererbt.

Deswegen sind es rare Pferde, und dadurch waren sie wertvoll. Sie wurden von Königen ausgewählt. Durch ihre Färbung haben sie etwas sehr Lichtvolles.

Ein solches Pferd ist mir immer wieder erschienen, vollkommen unaufgefordert war es plötzlich da, in meinen Träumen, in meinen schamanischen Reisen. Und es war immer eine ähnliche Szene: Ich habe einen Paradiesgarten gesehen. Wie man sich das Paradies so vorstellt, mit Obstbäumen, Apfelbäumen, einer Wiese, Blumen, sehr üppiger Natur. Ich befand mich in diesem Garten, mit meiner Gabe, über die bekannte Realität hinauszusehen, das Spirituelle in allem zu erkennen.

Das ist eine besondere Gabe, die ich habe. Diese Gabe habe ich vor den Menschen oft verborgen, weil ich deswegen schon mehrfach als ein wenig verrückt angesehen wurde. Man dachte, ich bilde mir irgendetwas ein und meine Fantasie gehe mit mir durch. (Fantasie habe ich natürlich, ich bin ja Schriftstellerin.)

Jedenfalls hat mich das immer verletzt. Und manchmal habe ich auch schon sehr schmerzhafte Zurückweisungen erlebt, wenn ich diese Gabe offengelegt habe. Deswegen verberge ich sie eher. Aber natürlich wünsche ich mir Menschen, die mich so sehen können, wie ich bin. Natürlich möchte ich als Ganzes gesehen werden, und solche Menschen gibt es zum Glück auch in meinem Leben. Aber ich habe mir immer einen Partner gewünscht, der das auch anerkennt oder der zumindest keine Angst davor hat, weil ich das Gefühl hatte, dass ich dann ganz werden kann. Dass ich dann eine tiefe Angst verlieren kann, die ich vielleicht auch schon aus früheren Leben mitbringe, weil ich sie als eine kollektive Angst in mir spüre.

Dieser Palomino hat mir also diesen Paradiesgarten gezeigt und die Obstbäume und einen Mann, der keine Angst vor mir hatte. Der mich so liebte, wie ich bin. Es war auch nicht so, dass er mich wegen meiner besonderen Gabe geliebt hat. Es war nur so, dass er mich ganz sehen konnte, und dass er keine Angst hatte.

Unter den vielen Pferden, mit denen ich zu tun habe, waren auch hin und wieder Palominos, aber „mein“ Palomino, der Palomino aus meinen Visionen, war nicht dabei. Es ging also offenbar nicht darum, ein irdisches Pferd zu treffen. Ich war aber neugierig und habe deswegen die Tierkommunikatorin Sarah Rogalski kontaktiert, die ich kenne und sehr schätze. Es ist üblich, dass Tierkommunikatoren im Auftrag eines Pferdebesitzers Kontakt mit einem Pferd aufnehmen. Sarah sagte, dass sie bisher noch keinen Auftrag hatte, Kontakt mit einem Spirit-Horse aufzunehmen. Aber sie fand es spannend und war bereit, es zu probieren. Ich wollte einfach eine Meinung von einer außenstehenden Person haben, weil ich dachte, dass ich vielleicht nur romantische Vorstellungen habe und mir etwas einbilde. Ich habe ihr die Situation erklärt und sie hat zugesagt, Kontakt mit dem Palomino aufzunehmen.

Anschließend hat sie mir berichtet, was sie von dem Spirit-Horse, dem Palomino, empfangen hat. Der Palomino habe gesagt, ich müsse noch etwas Geduld haben. Denn er sei ein Horse-Spirit, der nur deswegen in der Gestalt dieses Palomino erscheinen würde, weil er wüsste, in dieser Gestalt könne er mich erreichen. Als Palomino würde er mich beeindrucken und mit diesem Bild könne er zu mir durchdringen. Aber eigentlich ginge es nicht um das Pferd, sondern um den Kontakt mit diesem Spirit, der möchte, dass ich die Botschaft der Liebe, der Verbindung und des Friedens in die Welt trage, indem ich den Menschen zeige, wie sie all dies durch die Pferde erleben können. Außerdem habe er gesagt hat, er brauche noch etwas Zeit, weil sich die Dinge dort oben in ihrer Spirit-Welt gerade neu ordnen und sie selber noch nicht genau wissen, wo der Weg hingeht. Er bitte mich um Geduld, er werde sich dann zeigen.

Ich war fasziniert, und ich hatte das Gefühl, dass Sarah diesem Spirit wirklich begegnet ist, denn ich konnte seine Energie spüren. Es war dieselbe Energie, die ich in dieser Vision empfunden hatte. Aber ich war auch ein wenig enttäuscht, weil ich ja warten musste und weil ich mir natürlich eine unmittelbare Antwort gewünscht hatte. Aber Sarah ist sehr ehrlich und klar, und wenn keine Antwort da ist, dann erzählt sie nicht irgendetwas, nur um mir einen Gefallen zu tun. Das wusste ich, deswegen vertraute ich ihr.

Ich musste also warten. Zwei Monate später war ich in Jamaika, und dort ist etwas Außerordentliches passiert. Durch einen flüchtigen Kontakt ergab es sich, dass ich dort auf eine Farm mit Pferden kam. Die Farm lag in der Wildnis und sie war riesig. Sie gehörte einer Österreicherin, wie sich herausstellen sollte, einer Frau in meinem Alter, die meine Sprache sprach. Eigentlich konnte es das gar nicht geben.

Das alles wusste ich noch nicht, als ich das Tor zu dieser Farm öffnete. Ich war unterwegs mit einem Fahrer, und dieser Fahrer hat uns – mich und die Freundin, die mich begleitete – die Auffahrt zum Haupthaus hinaufgefahren. Allein diese Zufahrt war zwei Kilometer lang. Und während wir diesen Weg entlang durch die Wildnis fuhren, durch diese reine jamaikanische Natur mit ihren riesigen Bäumen, mit ihrer wilden Fruchtbarkeit, habe ich auf einmal meine Freundin angesehen und gesagt: „Das ist es, der Palomino ist jetzt da. Das ist der Ort, an den der Palomino mich bringen wollte." Es war völlig klar. Ich habe diesen Gedanken ausgesprochen, ohne nachzudenken. Und ich habe mich umgesehen und ich wusste, es ging in der Botschaft des Palominos nicht um die Farbe des Pferdes, sondern um den Ort, um das Paradies. Und dieser Ort, an dem ich mich in diesem Moment befand, dieser vollkommen außergewöhnliche Ort in Jamaika, an den ich nur durch Zufall gelangt war, war genau der Ort, an den der Palomino mich bringen wollte. Und dort gab es auch eine Pferdeherde, die dort lebte wie im Paradies: vollkommen frei auf einem riesigen Gelände.

Kurz darauf habe ich einen Mann kennengelernt. Er ist mit mir die Auffahrt dort hochgefahren. Plötzlich hat er angehalten. Er ist zu einem der Bäume gegangen, einem Orangenbaum, und hat eine Tüte voll Orangen mitgebracht.

„Die sind für dich", sagte er. Ich kannte diesen Mann damals kaum. Und jetzt ist er der Mann in meinem Leben. Und er ist so, wie der Palomino es mir versprochen hat. Er liebt mich so, wie ich bin. Nicht wegen einer besonderen Gabe, sondern mich als Ganzes. Und er hat keine Angst vor mir oder vor meiner Gabe oder vor irgendwas, das passieren könnte. Es ist eine Liebe, wie ich sie mir nie hätte vorstellen können, wie ich sie nie zuvor erlebt habe. Und jetzt ist sie ganz real.

Das ist meine Liebesgeschichte, die ein wunderschönes Spirit-Horse in mein Leben gebracht hat. Ich brauchte Geduld dafür, aber vielleicht war es auch eine Vorbereitung, weil ich sonst womöglich nicht gemerkt hätte, dass etwas Wunderschönes auf mich wartet. Das, was die Spirit-Horses in unser Leben bringen, ist oft unter der Oberfläche verborgen und sie öffnen uns die Augen dafür. Das ist das Wunderschöne an der Kommunikation mit Spirit-Horses.

Eine solche Beziehung zu einem Spirit-Horse wünsche ich auch dir, denn sie ist sehr segensreich. Ich bin sicher, du wirst sie finden.

Platz für deine Gedanken

Kapitel 11

Was lehren dich die Pferde und wo bringen sie dich hin?

Willkommen im elften und letzten Kapitel. Hier möchte ich dir noch einmal etwas ganz Wesentliches mitgeben. In diesem Teil geht es um das, was die Pferde dich letztendlich lehren und wo die Pferde dich letztendlich hinbringen. Vielleicht hast du in den zehn vorangegangenen Kapitel, wenn du sie aufmerksam gelesen und die enthaltenen Übungen gemacht hast, gespürt, dass du immer mehr zu dir selbst findest. Dass du dich immer besser selbst wahrnehmen kannst und dass du dabei die Stimmen der Pferde immer besser hören kannst. Diese Selbstwahrnehmung ist der Schlüssel. Und es ist nicht nur der Schlüssel dafür, die Stimmen der Pferde hören zu können, sondern es ist auch der Inhalt dessen, was die Pferde uns lehren.

Die größte Botschaft der Pferde ist: Sei du selbst. Wenn du du selbst bist, dann kannst du mit allen Wesen um dich herum kommunizieren, denn das ist unser natürliches Sein.

Es ist eine Fähigkeit, die du schon immer hattest, aber jetzt ist sie erwacht. Jetzt hast du dich erinnert, jetzt hast du alle Hindernisse aus dem Weg geräumt. Jetzt bist du angekommen bei dir selbst.

Als du angefangen hast, hattest du vielleicht den Wunsch, eine Fähigkeit zu erlernen, so wie Klavierspielen oder Skifahren oder eine Fremdsprache. Inzwischen ist dir vielleicht klar geworden, dass diese Fähigkeit und du ein und dasselbe sind. Es ist keine Fähigkeit, die unabhängig von dir existiert, kein Instrument außerhalb von dir, sondern du selbst bist das Instrument, du selbst bist die Fähigkeit, die Stimmen der Pferde zu hören.

Und vielleicht hast du auf dem Weg dorthin noch etwas anderes entdeckt oder wirst es noch entdecken: dieses Wesen, das du selbst bist, ein sehr feines und sensibles Wesen. Vielleicht hast du manchmal das Gefühl, dass, wenn du mit den Pferden kommunizierst, wenn du ihre Botschaften empfängst, dich mit ihnen austauschst, dass du dich selbst ein wenig fühlst wie ein Pferd. Oder dass es so etwas wie das Pferd in dir selbst ist, das mit den Pferden spricht. Du entdeckst einen Teil von dir, der den Pferden sehr ähnlich ist.

Und genau darum geht es: diesen Teil in dir auszugraben, wie ein Archäologe Schicht für Schicht abzutragen. Und darunter wird eine Art Kern sichtbar, der sich auch anfühlt wie dein Kern, wie etwas Rohes, ganz Unschuldiges und auch Ungeschütztes, sehr Berührbares. Dieses Wesen, das wir auf dem Weg mit den Pferden entdecken, ist etwas, das nach außen hin eher unspektakulär ist. Es ist etwas, das so fein ist, dass es im Lärm der Welt untergeht. Deswegen übersehen wir es auch so leicht. Deswegen ist die Fähigkeit, mit den Pferden zu kommunizieren, am Anfang nicht so einfach, weil unsere Sprache unter den Menschen so grob ist, manchmal sogar hart und kalt.

Die Sprache, die wir mit den Pferden sprechen, ist dagegen sehr fein, klar und liebevoll. Sie ist so fein wie das Rauschen des Windes. Sie ist so fein, dass wir sie manchmal mit unseren Sinnen gar nicht wahrnehmen können, dass wir „übersinnliche“ Sinne entwickeln müssen, dass wir lernen müssen, Energie zu lesen und wahrzunehmen, den Fluss, den Austausch von Energie. Dass wir lernen müssen, Dinge zu spüren, die wir aus unserem Menschenalltag gar nicht kennen. Wir merken, dass wir die Pferde nicht erreichen mit unserer menschlichen Sprache, mit unserem menschlichen Austausch, mit unserer menschlichen Kommunikation. Aber wir erfahren, dass wir sie sehr wohl erreichen können. Wir erfahren, dass sie tatsächlich antworten. Doch die Ebene, auf der sie antworten, ist gleichsam verborgen unter einer dicken Schicht von Überzeugungen, Vorstellungen und Bildern, die wir von unserem Leben und von unserer Realität haben. Mit den Pferden kommen wir an einen Ort jenseits dieser Vorstellungen.

Vielleicht denken wir manchmal, es ist ein romantischer, träumerischer Ort, an dem wir mit den Pferden sprechen. Viele Menschen stellen sich das zunächst so vor. Sie denken: „Oh, jemand kann mit Pferden sprechen, was ist das für eine unglaubliche Gabe und was für tolle Botschaften kann man da wohl empfangen?"

Aber tatsächlich kommen wir an einen Ort, der ganz klar ist, der nichts Wolkiges hat. Der nichts mit Träumerei zu tun hat, auch wenn er sehr traumhaft sein kann. Es ist ein Ort der Wahrheit. Es ist ein Ort, der sich sehr nach Realität anfühlt, nach dem, was wirklich ist. Und wenn wir uns selbst an diesem Ort wiederfinden, wo wir den Pferden begegnen, diesen Wesen, die Überlebens- und Lebenskünstler sind, die eine so feine Intuition haben, dann können wir uns selbst ebenfalls erleben als ein Wesen mit solch einer feinen Intuition, als ein Wesen, das wirklich versteht, zu überleben und sich zu schützen, und das zugleich fühlt, dass es beschützt ist.

Wir sind Teil eines großen Ganzen, das uns beschützt und

immer für uns da ist. Und das ergibt ja auch Sinn. Denn niemand von uns ist ein Einzelwesen, wir sind immer eingebunden in eine Umwelt. Wir sind umgeben von anderen. Und wenn es nur der Wind ist oder die Wolken oder die Bäume, oder der Boden unter unseren Füßen. Wir lernen, diese wesentlichen, ganz einfachen Dinge wahrzunehmen: unseren Körper, unsere Hände, unsere Arme, Beine, Augen, unsere Nase. Den Körper des Pferdes, nicht als Bild, das wir uns vorstellen, sondern als einen realen Körper aus Fleisch und Blut, aus Knochen, aus Fell, einen Körper, der riechen kann, der sehen kann, der sich bewegen kann, der hören kann, den wir berühren können und der uns berührt.

Und wir lernen wahrzunehmen im Augenblick. Wir lernen von den Pferden, dass es nur den Augenblick gibt. Wenn wir den Augenblick wirklich intensiv wahrnehmen, dann reiht sich ein Augenblick an den anderen, dann entsteht ein Ganzes, und wir wissen in jedem Augenblick, was wir zu tun haben, was gut für uns ist, was richtig für uns ist. Wir fühlen uns sicher, weil wir wahrnehmen können, was ist. Weil wir wissen, dass wir keiner Illusion zum Opfer fallen. Wir sind nicht mehr so leicht zu manipulieren. Wir kennen uns selbst als die, die wir sind. Und auch wenn wir verwirrt sind oder uns verlieren, sind wir uns doch gleichzeitig bewusst darüber. Dass wir jetzt, in diesem Augenblick, verloren sind. Und auch dann finden wir die Pferde. Auch dann sehen uns die Pferde. Weil die Pferde uns sehen, so wie wir sind. Dann sagen sie uns: „Ja, du bist verloren. Und es ist okay. Du bist dennoch da. Auch wenn du traurig bist, auch wenn du Angst hast, du bist da." Denn alles, was wir brauchen, ist das Bewusstsein des Augenblicks, des Bewusstsein darüber, was wir fühlen in diesem Augenblick, wer wir sind in diesem Augenblick.

Alles, was wir brauchen, ist diese Wahrnehmung. Und wir lernen von den Pferden, dass sich alles bewegt, dass sich alles verändert. Wie der Wind, der über die Steppe streicht. Alles ist immer in Bewegung, so wie die Pferde, die nomadisch leben, die in der Herde von einem Weidegrund zum anderen wandern. Immer dorthin, wo sie Wasser und Nahrung finden. Sie sind nicht gebunden an einem Ort. Sie bauen nichts an. Sie säen nichts, sie ernten nichts. Sie gehen dorthin, wo es Gras und Wasser für sie gibt und wo sie Schutz in der Herde finden, sich fortpflanzen können, dorthin, wo ihre Fohlen aufwachsen können. Dorthin, wo sie sicher sind, wo sie einen weiten Blick über die Landschaft haben und ihre Feinde früh entdecken können.

Und so wie die Pferde können auch wir uns bewegen. Immer dorthin, wo es für uns Nahrung und Wasser gibt, wo wir sicher sind, wo wir unsere Feinde intuitiv wahrnehmen und uns rechtzeitig vor ihnen schützen können. Wo wir uns in Sicherheit bringen können, ohne dass wir Gewalt brauchen, ohne dass wir kämpfen müssen, ohne dass wir uns verletzen müssen.

Wir können lernen, in der Herde zu leben, in der Gemeinschaft, und die anderen wahrzunehmen, wie sie sind, und ganz natürlich mit ihnen umgehen. Wir können lernen, dass wir uns ganz natürlich verhalten in einer Herde, dass wir ganz natürlich dort einen Platz finden und dort geborgen sind. Dass wir keine Angst haben müssen, alleine zu sein, verlassen zu werden, zurückgewiesen zu werden. Wir lernen, dass es in der Herde vielleicht einen gibt, der uns ganz besonders liebt oder den wir ganz besonders lieben, zu dem wir uns hingezogen fühlen. Wir lernen, dass wir zu jedem einzelnen Mitglied der Herde eine Beziehung haben. Und dass diese Beziehung das ist, was jeder Einzelne ist und wie wir zusammenkommen. Dass wir uns nie verändern müssen oder anpassen. Dass die Veränderung von selbst geschieht, dass die Anpassung von selbst geschieht. Wir müssen uns nicht anstrengen oder bemühen.

Und wenn wir diesen Ort in uns selbst entdecken, wenn wir diese Sicherheit und diese Geborgenheit haben, dann entdecken wir immer feinere Räume in uns. Und dann entdecken wir immer mehr das Einzigartige in uns, unser einzigartiges Talent. Wir erkennen dann unser Wesen, das anders ist als das Wesen aller anderen. Und wenn wir dieses Wesen erkennen, dann sehen wir unsere Gabe, dann haben wir das starke Bedürfnis, diese Gabe zu leben. Denn diese Gabe zu erkennen, bringt immer das Bedürfnis mit sich, sie zu leben, und wir wissen dann auch, dass uns nichts zurückhalten kann, unsere Gabe zu leben und einzubringen. Und wenn wir das tun, werden wir viele finden, die diese Gabe brauchen. Unsere Gabe der Fürsorge, der Liebe, des Schützens, des Genießens, des Spielens, der Bewegung, des Tanzens, der Stille.

Was auch immer unsere Gabe ist. Wir werden sie teilen mit anderen. Andere werden sie sehen können, werden sie genießen können, werden sie annehmen können. Und umgekehrt werden wir die Gaben der anderen annehmen.

Das ist das, wohin die Pferde uns führen. Das ist das, was ich dir mitgeben möchte in diesem letzten Schritt: diese letzte Fähigkeit, die du brauchst, um die Stimmen der Pferde zu hören. Es geht um die Fähigkeit, deine Gabe zu entdecken. Das, wozu du hier auf der Erde bist. Denn genau das möchten die Pferde dir sagen: Sie möchten dich hinweisen auf deine ganz besondere Gabe, auf dein ganz besonderes Sein, auf das, was du bist. Und je mehr du deine ganz besondere Gabe entdeckst, desto besser wirst du die Pferde verstehen.

Die Pferde stellen dir die Frage: „Wer bist du?“ Sie sagen dir: „Erinnere dich, wer du wirklich bist, wache auf zu dem, der du wirklich bist. Fühle deine Gabe und bringe sie in die Welt. Zeige sie den anderen. Mache sie sichtbar, werde sichtbar.“

Was auch immer deine Gabe ist, du kannst sie finden, nur du. Aber die Pferde werden dich darauf hinweisen. Die Pferde werden dich hinführen, an den Ort, wo du ganz du selbst bist. Und wenn du ganz du selbst bist, wird deine Gabe ganz von selbst sichtbar werden. Du wirst sie spüren. Sie wird zu dir sprechen und andere Menschen werden zu dir sprechen. Sie werden dich auffordern, sie werden dich einladen. Sie werden dir antworten. Dies ist der Ort, an den die Pferde dich führen. Und auch das macht Sinn, wenn man sich ansieht, wie sie in der Herde leben. Denn in der Herde ist jedes einzelne Herdenmitglied wichtig mit seiner Gabe.

Je stärker die einzelnen sind, desto stärker ist die Herde als Ganzes. In der Herde werden verschiedene Fähigkeiten gebraucht. Da braucht es die Stute, die nach ihrem Fohlen schaut. Da braucht es den Hengst, der die Herde vor Feinden beschützt. Da braucht es die Jungen, die aufwachsen, um später selbst mal starke Hengste zu sein. Da braucht es die alten Stuten mit der Erfahrung, die wissen, wo die besten Wasserstellen sind, und die für Ruhe und Ausgleich sorgen können. Da braucht es die spirituellen Pferde, die einen Draht haben zu einer höheren Ebene oder zu göttlichem Schutz. Da braucht es die ganz feinen Pferde, die dafür sorgen, dass die Gefühle fließen in der Herde, die die anderen Pferde lehren, wie man noch feiner wahrnimmt. Die die Feinde als Erste entdecken. Da gibt es die Pferde, die eine Gabe haben, sich zu bewegen und die damit andere anstecken, damit alle stärker sein können, schneller fliehen können, gesünder sind.

Was ist deine Gabe mit den Pferden? Was ist deine Gabe mit den Menschen? Welche Gabe zeigen dir die Pferde? Und wie zeigen sie es dir? Du denkst vielleicht, dass du bestimmte Gaben hast. Aber wenn du den Pferden zuhörst, wirst du merken, dass manche Gaben nicht wirklich zu dir gehören. Dass du manche Gaben nur erworben oder trainiert hast, weil du sie gebraucht hast. Aber es gibt Gaben, die gehören zu dir, zu deinem natürlichen Sein. Oft sind sie verborgen, weil sie vielleicht noch nicht gebraucht wurden. Oder weil dir gesagt wurde, dass das nicht gut oder nicht richtig ist. Die Pferde jedoch urteilen nicht. Und das macht dich frei. Es macht dich frei, zu sehen, wer du wirklich bist. Und es zeigt dir, dass manches in dir – gerade das, von dem du geglaubt hast, dass es nicht gut ist – das Beste von dir ist. Ich zum Beispiel hatte keine Ahnung, dass Tierkommunikation eine große Gabe von mir ist. Erst als meine Stute Tinnia in mein Leben kam und einen Weg fand, mein Herz zu berühren, habe ich es entdeckt.

Du alleine entscheidest, wer du bist. Niemand anderer kann dir das sagen. Dieses „Wer bist du, was bist du?" ist ein anderes Ich als das, das du in der Menschenwelt findest. Aber vertraue den Pferden. Vertraue dem, was die Pferde dir zeigen. Denn sie zeigen dir etwas Echtes, etwas Wirkliches. Sie zeigen dir eine ganz ursprüngliche Kraft zu überleben, Freude zu finden, Stille zu finden, Gaben zu finden, ein Teil dieser Welt zu sein und beizutragen zu dem Wohlsein aller als ein ganz natürliches Bedürfnis aller Wesen.

Alle diese Fähigkeiten, über die ich in diesem Buch geschrieben habe, muss man entwickeln und üben. Gib dir Zeit. Mir hilft immer der Spruch: „Das Gras wächst nicht schneller, wenn man daran zieht.“ Diese Fähigkeiten wachsen durch Übung, sie wachsen langsam und kontinuierlich. Und wenn man sie einmal hat, gehen sie nie wieder verloren. Wenn man das lernt, entdeckt man immer neue Facetten und neue Aspekte, und man entdeckt sich selbst immer neu dabei. Du wirst feststellen, dass es Fähigkeiten sind, die du für deinen Alltag brauchen kannst, nicht nur für die Kommunikation mit Pferden. Es sind grundlegende Fähigkeiten für unser Leben und für unser Wohlergehen.

Platz für deine Gedanken

Zusammenfassung Level 2

Hier noch einmal eine Zusammenfassung der Dinge, die du in diesem Buch gelernt hast und die du nun üben kannst:

1. Du hast gelernt, dass die Sprache der Pferde eine Herzenssprache ist, die du mit dem Verstand nicht erfassen kannst, dafür aber mit dem Herzen.

2. Es ist wichtig, keine Erwartungen zu haben und nichts zu tun, stattdessen zu empfangen, offen zu sein und sich überraschen zu lassen.

3. Du hast erfahren, woran du eine echte Pferdebotschaft erkennen kannst.

4. Du hast gelernt, was es dir im Alltag nützt, wenn du diese Fähigkeiten entwickelst und wenn du die Botschaften der Pferde verstehst.

5. Du hast gelernt, was Einfühlung ist, Empathie, wie du sie entwickeln kannst, wie du damit umgehen kannst, wie du dich öffnen kannst, aber auch, wie du dich schützen kannst.

6. Du weißt nun, wie du deine Intuition besser wahrnehmen und wie du ihr folgen kannst.

7. Du hast gelernt, mit Angst umzugehen, wie die Pferde es tun: Angst zu empfinden, durch die Angst hindurch zu gehen und dann wieder zu Ruhe zu kommen.

8. Du hast erfahren, was es bedeutet, ganzheitlich wahrzunehmen. Nicht nur mit dem Verstand, sondern auch mit Gefühl, mit deinem Körper, mit deinem ganzen Bewusstsein.

9. Du hast gelernt, dich selbst als Teil eines größeren Ganzen wahrzunehmen, dass du eingebunden bist, dass du geborgen bist, dass du unterstützt wirst.

10. Weiter hast du gelernt, mit Spirit-Horses zu kommunizieren, mit Pferden, die verstorben sind, und die jenseits unserer Realität leben.

11. Und zu guter Letzt hast du gelernt, du selbst zu sein, immer auf dich zu hören, und dass dies der Weg ist, auf dem die Pferde dich führen.

Dieser Weg mit den Pferden geht immer weiter. Das Bewusstsein der Pferde ist sehr groß und sehr sanft, und es ist sehr zugeneigt. Wann immer du möchtest, kannst du die Pferde erreichen, und sie werden immer für dich da sein. Sie werden dich immer gut und präzise führen.

Dieses Lernen geht Schritt für Schritt, es folgt einen natürlichen Rhythmus. Mach dich einfach auf den Weg, voller Vertrauen. Es wird das Beste in dir erwecken und zum Vorschein bringen.

Das wünsche ich dir von ganzem Herzen.
Deine Ulrike

Über die Autorin

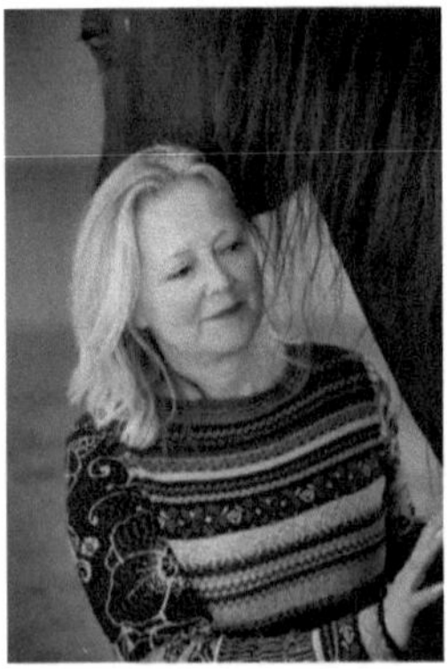

Ulrike Dietmann, geb. 1961, ist Autorin vieler Sachbücher und Romane.

Sie widmet ihr Leben der Kommunikation zwischen Pferden und Menschen und allen Lebewesen.

Ihre "Heldenreise mit Pferden" unterrichtet sie in vielen Ländern, 3 Sprachen und hat über 70 Trainer darin ausgebildet.

Sie veranstaltet Festivals und bringt ihre Botschaft vom sanften Umgang mit Pferden leidenschaftlich in die Welt.

Sie ist außerdem Verlegerin, Hebamme für authenische Bücher und authentische Gemeinschaften, in denen Menschen sich nicht verstellen, unterordnen oder anpassen müssen, sondern so geliebt werden, wie sie sind.

Wir sind alle Hüter unserer Erde und gesegnet von ihrer Schönheit und Liebe.

www.ulrikedietmann.de

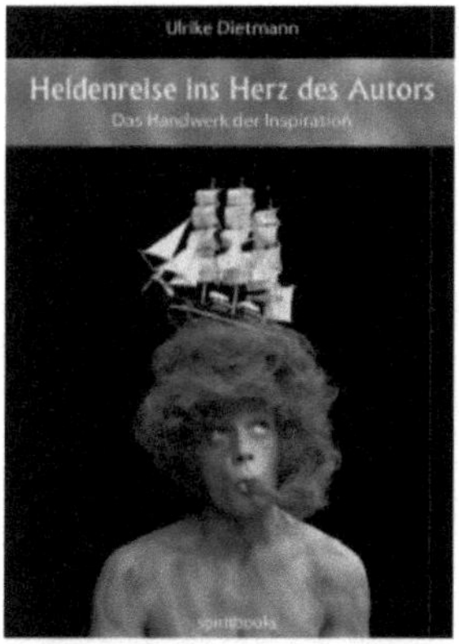

Ulrike Dietmann

Heldenreise ins Herz des Autors

Finde heraus, was deine Autorenseele
im Innersten bewegt. Elf Schritte führen dich
auf einer Heldenreise zu deinem kreativen
Selbst, zur Quelle deiner Inspiration,
zu authentischen Gefühlen und deiner
persönlichen Ausdruckskraft.

www.spiritbooks.de

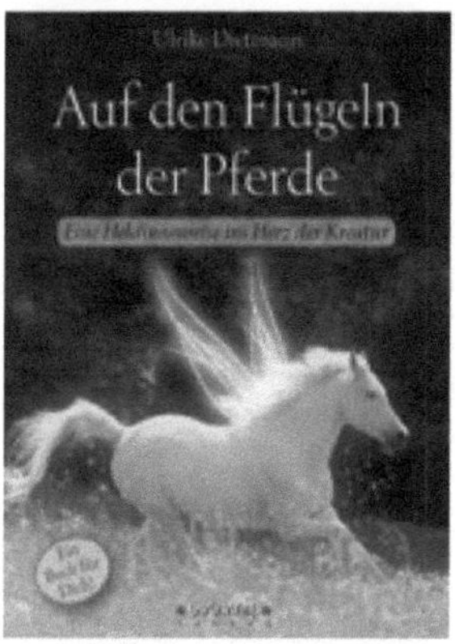

Ulrike Dietmann

Auf den Flügeln der Pferde – eine Heldinnenreise ins Herz der Kreatur

Elf Schritte führen dich auf einer Heldinnenreise
zu deinem wahren Selbst, zu wahrer
Verbindung mit den Pferden. Ein Weisheitsbuch,
ein Arbeitsbuch, ein Buch für dich.

Franckh Kosmos Verlag

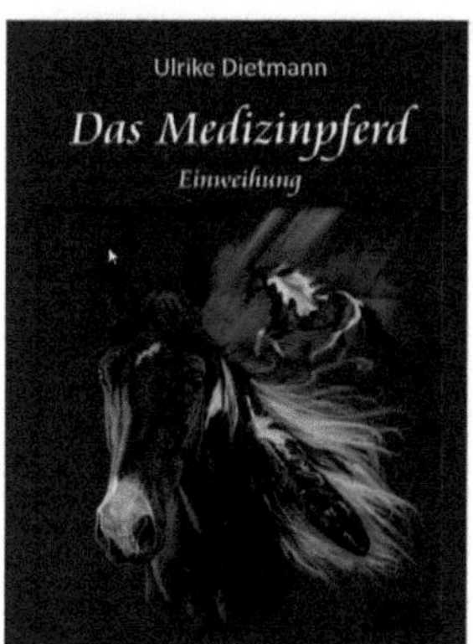

Ulrike Dietmann

Das Medizinpferd – Band I Einweihung

Valerie erlebt unter den Nachkommen von
Indianern eine spirituelle Einweihung in eine
unbekannte Wirklichkeit und lernt die
besonderen Fähigkeiten der Pferde kennen ...

www.spiritbooks.de

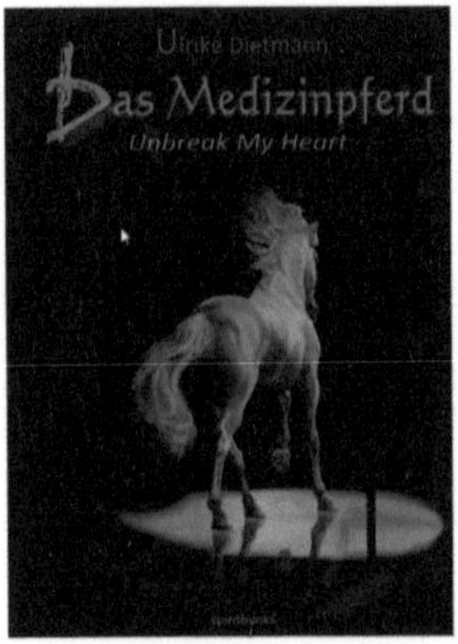

Ulrike Dietmann

Das Medizinpferd – Band II Unbreak my Heart

Valerie verliebt sich in den Halbindianer Tom und muss sich mit ihrer tiefen Angst, verlassen zu werden, konfrontieren. Bei den Pferden findet Valerie unerwartete Kraft und einen Weg der Befreiung.

www.spiritbooks.de

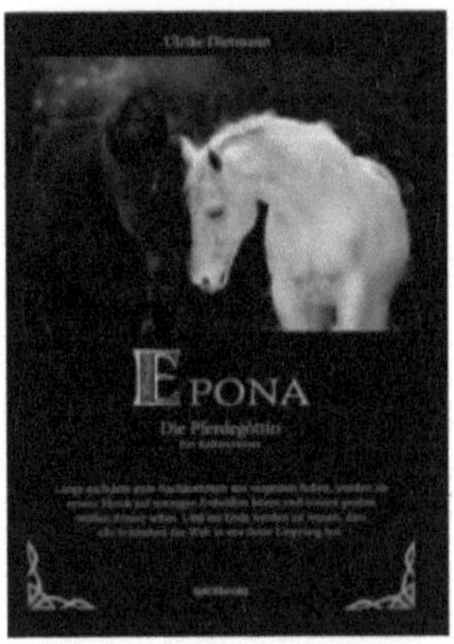

Ulrike Dietmann

Epona – Die Pferdegöttin

Eine Geschichte, die uns zu den Wurzeln unserer Kultur führt, in die Zeit der ersten keltischen Siedlungen, als das Pferd heilig war und die Göttin noch unter den Menschen lebte.

www.spiritbooks.de

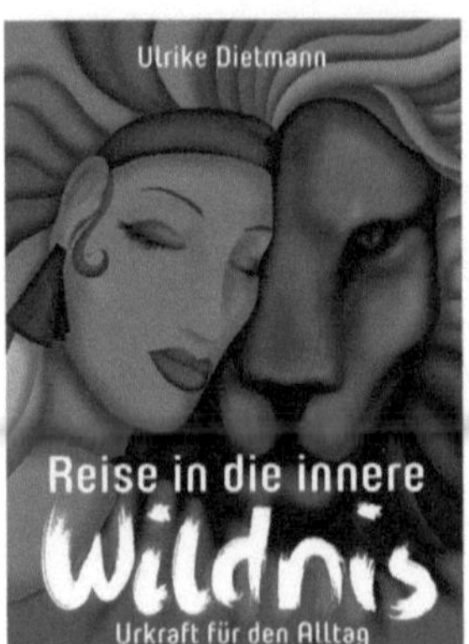

Ulrike Dietmann

Reise in die innere Wildnis

In der Natur ist alles einer steten Verwandlung unterworfen. In diesem Buch lernst du, dich mit der Intelligenz der Natur durch dein Leben zu bewegen. Wenn du die Aufgaben bestanden hast, wirst du eine andere, ein anderer sein.

www.spiritbooks.de

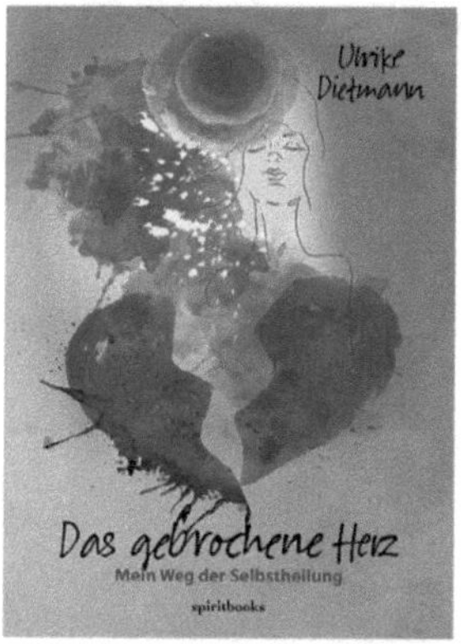

Ulrike Dietmann

Das gebrochene Herz

Autobiografie

Für all meine Brüder und Schwestern, deren Herz gebrochen wurde ...
Holt euch eure Power zurück.

www.spiritbooks.de

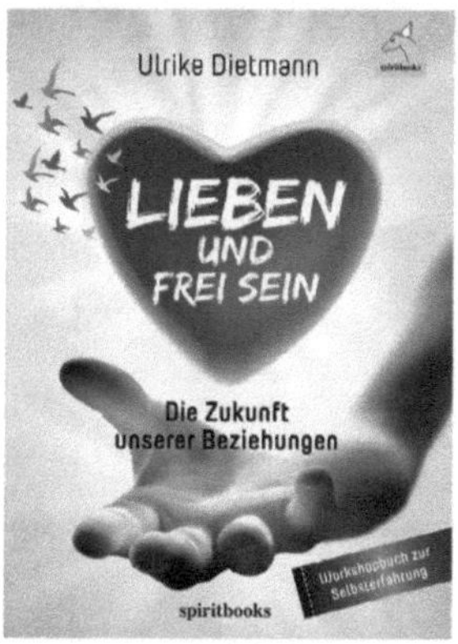

Ulrike Dietmann

LIEBEN UND FREI SEIN

Die Zukunft unserer Beziehungen wird eine Liebe sein, die echt und frei ist von gesellschaftlichen Zwängen. Wir werden lernen zu sehen und zu fühlen, wer wir sind und wer der andere ist und wir werden uns berühren können, ohne uns zu verletzen, zu kontrollieren und zu lähmen.

www.spiritbooks.de

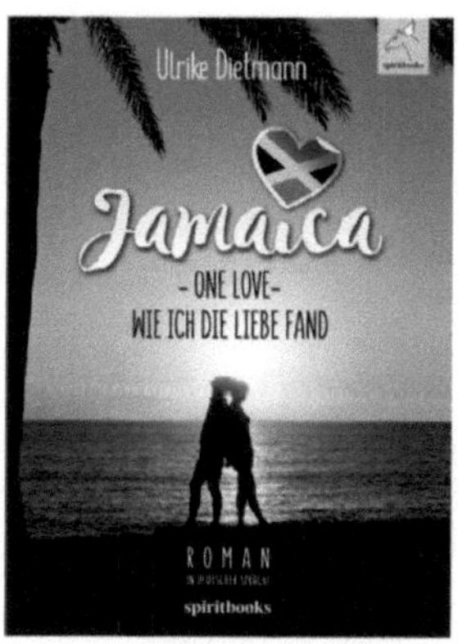

Ulrike Dietmann

Jamaica – One Love–

Viola hat nichts mehr zu verlieren. Ihr Mann und ihre Kinder sind bei einem Autounfall ums Leben gekommen. Seither hat die Schriftstellerin keine Zeile mehr geschrieben. Da bricht sie auf nach Jamaika. Die einzigartige Schönheit der Karibikinsel, die sanftmütigen Menschen, ihr harter Überlebenskampf und die Begegnungen mit zwei verschiedenartigen Männern geben ihrem Leben eine ganz neue Wendung.

www.spiritbooks.de